明
室
Lucida

照 亮 阅 读 的 人

摇摆之心：理解躁郁

STRICTLY BIPOLAR

DARIAN LEADER

〔英〕达里安·利德 著　张英诚 译

北京联合出版公司
Beijing United Publishing Co.,Ltd.

图书在版编目（CIP）数据

摇摆之心：理解躁郁 /（英）达里安·利德著；张
英诚译 . -- 北京：北京联合出版公司，2022.9
　　ISBN 978-7-5596-6345-0

　　Ⅰ . ①摇… Ⅱ . ①达… ②张… Ⅲ . ①情绪障碍—普
及读物Ⅳ . ① R749.4-49

中国版本图书馆 CIP 数据核字 (2022) 第 121439 号

北京市版权局著作权合同登记号 图字：01-2022-3867 号

摇摆之心 : 理解躁郁

作　　者：［英］达里安·利德
译　　者：张英诚
出 品 人：赵红仕
策划机构：明　室
策划编辑：陈希颖　赵　磊
特约编辑：赵　磊
责任编辑：徐　樟
装帧设计：山川制本 workshop

北京联合出版公司出版
（北京市西城区德外大街 83 号楼 9 层　　100088）
北京联合天畅文化传播公司发行
北京市十月印刷有限公司印刷　新华书店经销
字数 67 千字　787 毫米 ×1092 毫米　1/32　5 印张
2022 年 9 月第 1 版　2022 年 9 月第 1 次印刷
ISBN 978-7-5596-6345-0
定价：45.00 元

一

如果说“二战”之后的一段时期是“焦虑的年代”，1
20 世纪八九十年代是“抗抑郁药的年代”，那么今天我们则生活在“双相的时代”。这个曾经仅适用于1% 人口的诊断，如今在比例上已大幅地增加，据估有 25% 的美国人罹患某种形式的双相。心境稳定剂被同样常规地开嘱给成年人及儿童，以至于从 20 世纪 90 年代中期至今，儿童的处方量增加了 400%，而总体的诊断数则增加了 4000%。今天的问题已不是“你有双相吗？”，而是“你的双相如何了？”。

名人们公开谈论他们的双相，例如凯瑟琳·泽塔-琼斯[1]、斯蒂芬·弗雷[2]、尚格·云顿[3]、黛米·洛

1 Catherine Zeta-Jones（1969— ），英国演员。——本书脚注均为译者注

2 Stephen Fry（1957— ），英国演员、导演、作家。

3 Jean-Claude Van Damme（1960— ），比利时演员。

瓦托 [1]、亚当·安特 [2]、汤姆·弗莱屈 [3] 和琳达·汉密尔顿 [4]。市面上也充斥着回忆录和自助书籍。《国土安全》（*Homeland*）里的中情局特工凯莉·马蒂森和《乌云背后的幸福线》（*Silver Linings Playbook*）里的前教师帕特·索利塔诺也被描绘成双相患者。甚至儿童动画《史酷比狗》（*Scooby-Doo*）里也提到了双相。

同时，各种商业手册也催化孕育了一定程度的躁狂以攫取市场。管理者们被教导如何利用躁狂的情绪高涨以提高销售和生产力。在一张媒体图片上，商业大亨特德·特纳 [5] 被描绘成一个意志坚定的船长，图上同时标有一句警告语：此人已强大到不再需要锂盐 [6] 来控制自己，所以竞争对手们要当心了！好莱坞的明星们在看精神科医生时会带上经纪人，以确

2

1　Demi Lovato（1992— ），美国演员、歌手。

2　Adam Ant（1954— ），英国歌手。

3　Tom Fletcher（1985— ），英国歌手。

4　Linda Hamilton（1956— ），美国演员。

5　Ted Turner（1938— ），美国传媒大亨，美国有线新闻电视网（CNN）创办者。

6　lithium，锂离子的化合物，一种心境稳定剂。

保药物能在抑制躁狂的同时又不会太抑制——在好莱坞比在其他任何地方更常见到这种"调理"的用药，以适应明星们对职业和生活方式的要求。

在躁狂早期出现的自信、兴奋和活力，似乎与今日的商业需求所推崇的"成就、生产力以及强烈的投入"非常相符。在这竞争激烈的世界，工作的稳定性和安全性逐渐受到侵蚀。员工必须通过工作更长的时间，并对自己的项目和产品表现出更为热情的信念，来证明自己的价值。因工作过度疲惫和耗竭而不得不休息几天，不再被视为"哪里出了问题"的证据，而是日常工作的一部分。

同时，精神医学的经典理论将躁狂发作的本质特征归因为对个人发展的追求。自助书籍和心理治疗也致力于提高自尊、增强自信和幸福的理念。它们在告诉我们：没有什么是不可能的，我们必须追随自己的梦想。如果说"强迫性地寻求与他人的联结"曾经被定义为躁狂的主要症状，那么在今天，它几乎是一种正常人的义务：如果你不使用脸书（Facebook）或推特（Twitter）之类的社交平台，你一定是出了什么问题。这些曾经被视为躁狂-抑郁性精神病[1]的临床症状，现在已经成为各种治疗和生活方式指导的目标。

然而，除开这种新潮的"职场躁狂"行为，真正的躁郁症[2]患者也描述了他们躁狂发作[3]之后可怕的低落和噩梦般的激越状态。躁狂时的力量感、自信感和与他人联结的感觉，让人无比强烈地感到"活着"，但也使他们比过去的任何时候都更接近死亡。双相性（bipolarity）[4]的这种"悖论"已经一次又一次地被观察到：假如问躁郁症患者"如果存在一个能让你的双相性消失的按钮，你是否会按下它"，很

---

1 manic-depressive psychosis，双相障碍的历史概念之一。

2 manic-depression，"躁郁症"是双相障碍的历史概念之一。传统的"躁郁症"概念已经与双相障碍的现代概念和范畴有所差异，故本书统一将 manic-depression 译为躁郁症，将 bipolar 译为双相，以示区分。

3 原文为 episode，在精神医学中通译为"发作"（如"躁狂发作""抑郁发作""心境发作"）。但持续数小时至一天的症状不能被描述为 episode，需持续一段时间（例如几天至几周）。

4 双相（bipolar）的构词是"两个（bi-）""极点（polar）"。bipolarity 亦可译作"两极性"。

多患者都说不会去按。然而，同样也是这些患者，他们可能在疯狂的购物狂欢中挥霍自己的积蓄，通过离弃或忽视来伤害自己的家人，或是做出一些有生命危险、注定没好结果的英雄主义或享乐主义行为，最终让自己的人生在医院中结束。

我们该如何理解这种新潮而普遍的双相性自我特征？这种双相性的高涨和低落是否是经济状况变化的结果，即"能量持续爆发的职业形象"取代了"传统的、稳定的职业形象"？除了经常被肤浅地谈论到的"职场躁狂"外，是否还有一种"真正的"双相性，即精神科医生过去称之为"躁郁症"的双相性？双相性似乎与21世纪怪异和动荡的生活节奏相适应，然而，任何真正经历过躁郁症的人都会告诉你：这是一件严肃的事情。

二

100 年前，"双相"这个术语十分罕见。它最早在 19 世纪末的精神医学中被使用，自 20 世纪 80 年代方才开始流行。到了 20 世纪 90 年代，"双相"已成为家喻户晓的词汇。这种新的潮流是如何产生的？精神医学的历史学家们同样也成了这段历史的见证者。20 世纪 90 年代中期，当销量最大的主流抗抑郁药的专利期面临结束时，双相突然成了制药行业巨额营销预算的接受者。

一些网站帮助人们进行自我诊断，期刊的文章和增刊也都提到了双相。事实是：几乎所有这些都完全或部分是由制药行业资助的。网络调查问卷可以让你在几分钟内进行自我诊断，对许多人来说，似乎他们的困扰终于有了一个名字。就像在 20 世纪 80 年代，许多人终于明白他们患有一种叫"抑郁症"

的疾患，如今，"双相"成了新一代人的痛苦标签。

讽刺的是，对于那些抗抑郁药物明显不起作用的案例，有人声称治疗失败是因为医生开了错误的处方。那些病人实际上患的是双相，而开处方的医生忽略了他们情绪的微妙变化。那些曾在初级医疗机构被诊断患有抑郁症的人中，有 20% 到 35% 如今被认为患的其实是双相。正如精神科医生戴维·海利[1]指出的那样，制药行业没有试图造出更有效的抗抑郁药，而是选择推销一个新品牌——它甚至都不是一种新药物，而是一种名为"双相"的疾患。

双相的"殖民"需要依靠诊断类别[2]的迅速发展与扩充。"双相 1 型"通常等同于典型的躁郁症，而"双相 2 型"则显著降低了诊断阈值：只要求曾经有过一次抑郁发作，以及在一段时期内活动量增加、自尊心膨胀、睡眠需求减少，即可被诊断。紧接着

1　David Healy（1954— ），英国精神科医生、作家。

2　diagnostic category，或译"诊断单元"，指某种疾病或临床情况在分类与诊断上的正式名称，如"抑郁症"的诊断类别是"重性抑郁障碍"。

出现的是双相 2.5 型、3 型、3.5 型、4 型、5 型和 6 型。不断强调外在的情绪波动，而不是内在的心理过程，这意味着越来越多的人可能会被双相的圆规所划出的界限困住。如今甚至出现了"软双相"（soft bipolar）的概念，指的是"患者对丧失有强烈反应"。这种诊断边界的放宽使得医药市场继续着庞大的扩张，以至于公然向消费者发出邀请，让他们视自己为双相患者。

双相的一种亚类别——"双相 3 型"——甚至被发明出来标记那些因服用抗抑郁药而表现出双相性的人。如果服用百优解（Prozac）等抗抑郁药导致了躁狂状态的加剧，那么这意味着患者"真实的诊断"被揭露了，提示我们应该加用一种新的心境稳定剂。而事实是，成千上万的人在刚开始服用某种抗抑郁药时都会经历恼人的激越状态，以及飞快的、扰人的思绪。然而，是将这些症状视为药物自身的独立效应，还是简单地看作药物揭示了患者的内在病症，这两种情况显然是差异巨大的。

最让人吃惊的是，抗癫痫药丙戊酸盐在抗抑

郁药的专利即将到期时恰好获得了治疗躁狂的专利。正如抑郁症被那些提供药物治疗的人积极地宣传为一种精神障碍一样，双相和治疗它的药物也被一起打包出售。锂盐对有些人有效，对另一些人无效，但锂离子作为一种自然存在的元素，是不能获得专利的。丙戊酸盐一开始被认为是一种更灵敏、更可靠的药物，只有它才能最终稳定双相患者高低起落的情绪。新一代抗精神病药物如奥氮平（Olanzapine）也迅速加入了这一行列，奥氮平现已获准用于双相的治疗。

6

许多人发现丙戊酸盐是有用的，就像许多人认为他们的健康生活应该归功于服用正确剂量的锂盐一样。问题是，为精神健康绘制新地图也是要付出代价的。各种双相的诊断越多，旧的诊断类别如"躁郁症"就越会失去意义，或至少，带来困惑。这个曾经具体的诊断，被"做"成了一个更为模糊的障碍谱系，并且，在这个过程中又埋下了一个巨大的错误——一个在精神医学尚未进入 20 世纪、等同于今日"双相"的术语尚未成形时，就已然埋下的错误。

19世纪40年代，法国精神科医生法瑞特[1]和贝拉吉[2]提出了两个术语："循环型疯狂"（circular madness）和"双重形式疯狂"（double form madness）。之后的标准历史通常是这么写的：这两个概念被克雷佩林[3]整合为"躁狂-抑郁性精神失常"（manic-depressive insanity），最后再由西方精神医学界概念化，形成了更合适的"双相障碍"（bipolar disorder）。然而事实并非如此，法瑞特和贝拉吉的关键论点与克雷佩林的观点完全相左，与之后精神医学界的观点也不相同。他们提出这些诊断类别是为了说明：仅凭情绪的高涨和低落，并不足以构成这种他们试图描述的新的疾患实体。他们的细致工作，是为了将一种特殊类型的"疯狂"与其他精神障碍中的躁狂和抑郁区分开来。

1　Jean-Pierre Falret（1794—1870），法国精神科医生，提出"躁狂"和"抑郁"可在同一个体上出现。

2　Jules Baillarger（1809—1890），法国精神科医生。

3　Emil Kraepelin（1856—1926），德国著名精神科医生，就精神病性障碍的症状学提出了许多重要观点。

他们的观点准确地反映了在临床上遇到的情况：任何人都可能变得吵闹、激越、坐立不安、过度活跃，甚至做出危险行为，无论他的诊断是什么。例如，如果一个偏执狂患者觉得自己有一个重要的信息要传达给全人类，但他在试图传播这个信息时被阻止了，他可能因此变得绝望。阻止或限制他向世界或全国传达某种真相的行动，可能会让他有一种剧烈的情绪，这种情绪常常与躁狂混淆。确实，试想你拨打电话给通信公司，但话筒中一直传来"请不要挂机"的声音，好不容易接通后又被工作人员误解的感受吧。这种"狂怒"及其导致的言语上明显的"不连贯"，正是"躁狂"这个术语的经典意义之一。

同样，精神分裂症患者也可以变得极度兴奋，然后进入一种可怕的沮丧而绝望的状态。他们可能变得喧闹，滔滔不绝地讲一个话题，然后突然抛开它，转移到另一个话题。例如，他们可能会越发地忽视睡眠和进食，可能会以为可以用自己的思想影响他人。如今，这些精神现象经常出现在对双相障碍的描述中，而早期的精神科医生对它们所做的区分和鉴别却被忽视或干脆遗忘了。

法瑞特和贝拉吉的前辈埃斯基罗尔[1]认为，"躁狂"这个术语的含义是松散和随意的，他尽己所能地使其脱离这样的含义。"躁狂"在 19 世纪的发展中逐渐与情绪高涨、兴奋和激越的意识混乱状态区别开来。事实上，人们已观察到，在精神病院逐步放弃使用躯体约束手段的同时，这个术语的使用频率也在减少。实际上，病人的活动被限制的次数越少，他被描述为"躁狂"的次数也就越少，这说明这个术语常有一种反应性的意义：一个人之所以变得躁狂，正是因为他受到某种方式的阻碍或约束。

抑郁也是一样。如法瑞特和贝拉吉所认为的，任何人都可能变得沮丧和情绪低落。事实上，导致这一后果的原因之一，不正是一个人的"躁狂"活动被长时间限制吗？不过，他们也描述了另一种新的临床实体[2]，与一般的抑郁不同。罹患忧郁症

1　Jean-Étienne Esquirol（1772—1840），法国精神科医生。
2　clinical entity，指某种疾病或疾患。

（melancholia）[1]的患者较少地坚持于某个主题或某种抱怨，且对某个特定对象（例如失去了所爱之人）的固着性（fixity）有所减少。忧郁症这个术语指的不是自我沉溺的悲伤情绪，而是一种特殊形式的精神病（psychosis）[2]。罹患忧郁症的人经常陷入自我责备与自我攻击中，而且也经常会波及他们身边的人。

这个时期的欧陆精神医学界向我们展示的是，仅凭情绪的高涨与低落本身并不足以构成他们试图界定的"躁狂-抑郁"的结构。问题不在于心境[3]是高涨或是低落，而在于这些状态的性质、它们之间

1　抑郁症曾指主要表现为抑郁这一临床综合征背后的推测存在的疾病实体。这个概念与今天的抑郁症或抑郁障碍（depressive disorder）存在差异。忧郁症的概念在现代已经不被过度重视，仅仅作为抑郁障碍的标注而保留。

2　"精神病"的概念在近百年来发生了较大的改变。历史上的范畴更为广泛，用来指代各种精神行为问题背后的推测的疾病实体。历史上，忧郁症和躁郁症都属于"精神病"。今天仅用于描述"与现实脱节"的临床特征（如幻觉、妄想）及相关临床问题（如精神分裂症）。

3　心境（mood）是情绪的近义词，也特指一种微弱、持久、背景性的情绪。

的关系，以及最重要的——它们背后的思维过程。这个时期的欧陆精神医学界也做过一些努力，试图超越变幻莫测的情绪波动和浅表的行为，找到躁郁症的深层主旨（motifs），并研究这些主题与忧郁症及其他诊断类别之间可能存在的差异。

可悲的是，这些临床分类的成果都被克雷佩林破坏了。他认为躁狂和忧郁症，无论是一起看还是单独看，都是同一种"疾病"的一部分。法国的精神科医生们曾仔细地理顺了各种情绪高涨和低落的关系，如今，它们却被归在克雷佩林提出的过于宽泛的新诊断类别中。它至今仍以西方主流精神医学界的标准文本的形式被传播，称为"双相障碍"。可是，如果我们希望将真正的躁郁症与市面上充斥的各种形式的双相诊断区别开来，我们就需要回到最初的工作中，对躁郁症与其他心理结构中的情绪抑郁和高涨进行明确区分。

三

承认双相诊断存在固有的问题也显示出给予同一个病人多个诊断结论和药物治疗方案的尴尬境地。最近有一位病人对我说，他们这些病人服用锂盐治疗躁狂，服用奥氮平治疗精神病，服用右哌醋甲酯治疗注意力缺陷，服用舍曲林治疗情绪低落，就好像他们的生活被放在解剖桌上大卸八块。早期的精神医学理念会嘲笑这种解剖式的治疗，因为他们认识到有一种诊断叫作躁狂-抑郁性精神病（manic-depressive psychosis），其中就包括躁狂和通常的抑郁。早期的观点不会解剖式地将人拆分，并为每一种症状开药治疗，好像这些症状之间没有关联似的。

然而，时至今日，这种原子化的药物治疗以及零碎的处方调理已经成为规则，而不再是例外。纽约的艺术品商人安迪·贝尔曼（Andy Behrman）在回忆录《电子男孩》（*Electroboy*）中详细描述了自己在 34 岁时每天需服用总共 32 粒药片和胶囊。其中包括：一种抗精神病药利培酮，一种心境稳定剂丙戊酸盐，一种抗癫痫药加巴喷丁，治疗焦虑症的氯硝西泮和丁螺环酮，以及助眠的药物唑吡坦。另外还有三种药物是为了拮抗其他药物的副作用：金刚烷胺用于治疗药源性帕金森病，普萘洛尔用于控制震颤，苯海拉明治疗肌肉僵硬。所有这些治疗都是多年来反复试错的结果，似乎人的各个部分比整体更为重要。

如今，躯体和心理均被视为一种东拼西凑的团聚物，精神医学干预用于孤立的症状，而生活方式指导则用于增加或减少个体自我所期望的或不想要的方面。美国作家丽兹·西蒙（Lizzie Simon）在十几岁的时候被诊断患有情感障碍，后来她在全国旅行时采访有类似经历的人，与他们交谈。一位受访者对她说："我有严格意义上的双相（I'm strictly bipolar）[1]，除此之外我什么也不是。"这是个体在医疗和文化框架背景下不断被拆解的一个例子：总是在寻找更多的症状，然后分离、切除它们，却没有认识到它们的相互联系。

这还意味着，医生几乎只考虑药物的调理，试图找到对患者有效的药物平衡，以实现最佳的情绪平衡。医生会和患者细致入微地讨论药物的效应、不良反应和相容性，这些互动可能让患者有参与和被关心的感觉。可是，整场谈话都是关于药物给他们带来的感觉，而他们服药前的最初感觉就像谚语所说的"房间中的大象"——如此明显，却仍然被忽视了。

一旦患者进入"药品市场"，通常没多少可能 11
再回到不用药状态。因为医生在治疗中会优先寻找对他最有效的"鸡尾酒"方案[2]。然而，被诊断为双相的患者，他们的治疗依从性是各种患者群体

---

1 双关语，另译为："我只有双相。"
2 指多种药物组合的治疗方案。

中最低的。这一事实在医务人员之间，以及在患者的互助小组中引起了对服药重要性没完没了的讨论。为什么治疗依从性会低？是因为药物的不良反应吗？

锂盐和其他药物确实不是灵丹妙药。它们可能会让患者感到与自我失去联结，变得行动迟缓，或者产生一种奇怪的、情感缺乏的感觉，也可能会有体重增加以及其他各式各样的问题，以至于需要同时服用其他药物来调控这些问题。另一方面，确实也有一些患者几乎没有不良反应，所以也不会对自己的用药提出抗议。然而，众所周知，对于这些药物有无不良反应的报告是不可靠的。我们知道，较贫穷的人比那些较富裕的人更少抱怨不良反应。而医生在报告不良反应这件事上，每出现100例只会向监管机构报告1例。正如戴维·海利所观察到的：如今，我们追踪邮寄出去的包裹，都要比监测每天需服用药物的效果来得更为准确。

导致依从性差的其他可能是，躁狂早期阶段的吸引力，以及对躁狂破坏性影响的否认。躁狂发作可以给人一种"真正活着"的感觉，一种"与世界相联结"的感觉，一种"终于找到真实自我"的感觉。这些感觉可能是很难放弃的。在躁狂发作的间期或躁狂与抑郁间期的患者可能会出现遗忘症（amnesia），忘记躁狂燃尽的痛苦，亦或抑郁时情绪低落的痛苦。

忽视这些问题并不明智，因为它们让我们去思考患者与躁郁症症状的关系，而不是仅仅考虑药物的好坏。与其问这些药物是否能缓解飞跃的思绪或令人绝望的激越，不如问"这些思绪的内容究竟是什么""为什么对患者来说它是难以承受的"。如果患者一次性挥霍掉几千英镑大买特买，我们必须询问患者"买了什么"，以及"为什么会去买"。如果患者声称他"为一项新的全球业务想出了万无一失的计划"，我们必须问"这个计划是什么"，以及"这个想法是怎么来的"。这种费时又细致的工作方式是我们进一步了解躁郁症的唯一途径。药物的目标是控制和管理行为，这种分析式的方法则试图理解它们，并且希望利用这种理解来找到新的方法，以帮

12

019

助处于边缘躁狂体验的人。躁狂的体验可以是恐怖的，也可以是令人兴奋的；既可以让人感到"活着"，也可以如此致命。

四

让我们先从躁狂开始分析。这个术语过去经常被用来描述坐立不安、绝望和动荡的状态。如果我们拿掉它的这层含义，会发现什么呢？安迪·贝尔曼详细地记录了躁郁症中情绪急遽增长的状态，他写道："我的头脑中塞满了迅速而多变的想法和需要，充斥着充满活力的色彩、狂野的图像、怪异的想法、尖锐的细节、密码、符号和外语。我想把一切收入囊中——各种聚会、人物、杂志、书籍、音乐、艺术、电影和电视。"

对贝尔曼来说，处于躁狂状态就像通过一副校配到最完美的眼镜来看世界，一切都被精确地勾勒出来。"我的感觉是如此之强烈，我是多么清醒和警觉。当我的睫毛在枕头上飘动时，发出的声音宛如雷鸣。"特丽·切尼（Terri Cheney）曾是比弗利山庄的律师,也患有躁郁症。她放弃了高薪的律所工作,致力于倡导精神卫生。对她而言,躁狂的状态仿佛"点亮了我的每一个神经末梢,让最细微的感觉都像火山喷发"。躁狂发作时,她的感官对世界的体验是如此新颖、如此不同,以至于她怀疑自己以前是否真的听见过声音、触摸过物体或看见过什么。她的感官体验好像重获新生,像初生的婴儿在他们生命的第一天一样。

在作家斯蒂芬·弗雷笔下,躁狂是"自由、扩张、精力充沛和乐观"的。对他而言,躁狂的状态意味着"我们是世界之王,没有什么能超越我们,对我们迅捷的头脑来说,社会太缓慢了,而万物被一张色彩绚丽、富有创造性和意义的网联结在一起"。躁狂的主体也表现出一种新的自信。"你真的可以跑得更快,"一位躁郁症男子说,"这算哪门子的疾患?它展示了我们深处的力量,我们的潜力。人们的感觉是如此迟钝,但对于一个躁狂的人来说,无论他是怎样的,至少他是真的活着。"而且这种绝对的生命力使语言变得更有活力,谈话变得轻松,口若悬河且不再有沉默。正如特丽·切尼所说："我想说话，我需要说出来，话语紧贴在我的上颚，让我难以呼吸，我必须一吐为快。"

在躁狂状态中，想法和计划比比皆是，似乎没 ¹⁴有什么是不可能的，躁狂的人可以开始无数的创新项目或创业计划，并花费大量的钱，而这些钱往往是从家人、朋友或银行借来的。未来似乎充满了希望，有那么多成功、财富和成就势在必得。这种兴奋发自内心的意愿，充满了强烈的目标感。

对躁狂的人而言，那些阻碍人们冒险的常见障碍统统消失了。没有一个对手或障碍看起来是不可战胜或不可逾越的。事情进展得如此顺利，一种新的生活方式在某些情况下，仅仅一夜之间就可以成形，常常让家人与朋友感到惊愕和困惑。躁狂的人可以从一套简陋的两居室搬到一间奢华的伦敦西区公寓，并且穿着和用餐看起来就像一个百万富翁。他用现金支付账单，在咖啡馆和餐馆里留下巨额小费，在每个地方几乎都会与人驻足长谈，仿佛每个人都是潜在的密友或情人。

艳遇可能会成倍地增加，但患者通常很少想要有长期的关系。随着这种骤变，躁狂前的生活变得越发遥远，而患者周围的人可能会变得更为现实：性伴侣开始与患者争吵，商业伙伴或银行因为想要拿回钱而开始与患者起冲突，一些朋友厌倦了患者看似自恋和自我放纵的行为，而跟随躁狂患者的社交伙伴们则厌倦了为患者的宏大计划和项目充当传声筒。躁狂的高涨情绪开始掺杂着些许焦虑，微小的挫折则被放大，导致愤怒和暴力行为的暴发，偏执的想法也会越来越多。这时，已经走得太远了。

15　如丽兹·西蒙的一位受访者解释："这种感觉像我在一列货运火车上，却不能驾驭和阻止它。"苏格兰作家布莱恩·亚当斯（Brian Adams）则在其残酷的回忆录《深渊与钟摆》（*The Pits and the Pendulum*）中，以一幅可怕的场景对这种躁狂的曲线进行了概括：晚上在当地的酒吧里狂欢和唱歌之后，他回到家里沏茶。此时他感觉很好，还在继续唱着歌，直到他"突然双手合十，大幅度左右摆动[1]，用尽全力地把手掌拍击在一起：每一下都是如此缓慢而用力，却无法控制"。之后，他拿起一把斯坦利短刀，割破了自己的胳膊和脸。这种暂时的情绪高涨已经升级成了无法形容的可怕。亦如我的一位患者所言，躁狂就像一枚火箭，壮丽地轰鸣着，不可阻挡地升入太空，然后在一阵火光、浓烟和碎片中解体，就像他小时候在电视上看到的那架不幸的"挑战者号"航天飞机。

---

1 躁郁症中，由一相转为另一相的心境变化一般用动词"swing"，由"钟摆的摆动"转义而来。

五

为了探索躁狂的体验，我们在听取这些归因时
必须小心谨慎，以免把躁狂本身和一些类似的现象
混淆了，比如吵闹嘈杂或兴高采烈的行为。在躁狂中，
有几个主旨似乎是普遍存在的：

1. 与他人和世界的联结感。

2. 花费钱财，而且通常是之前没有过的程度。

3. 欲望的增大，无论是对食物、性还是言说。

4. 自我的"重塑"，创造一个新的人物形象，仿
佛患者曾是另一个人。

5. 语言的灵巧熟练，以及对谐语、双关语的突
然嗜爱。

6. 思想逐渐向偏执的方向发展，这在躁狂曲线
刚开始时显然是没有的。

也许其中最引人注目的是"事物之间存在联系"的观念。贝尔曼在躁狂中所唤起的色彩、意象、符号和代码与其说是什么具体的东西，不如说更像是"它们联系在一起"的事实。在躁狂中，一切似乎都有目的地联结在一起，仿佛一个巨大的描点连线游戏[1]突然被完成了，并揭示出一个此前没有人注意到的重要图案。如美国心理健康倡导者卡尔文·邓恩（Calvin Dunn）在自传《迷失自我》（*Losing My Mind*）中所描述的那样，"似乎一切都有某种含义。我听到的每一个声音，我看到的每一件事，似乎一切都能被解释，都以某种方式联系在一起"。

精神科医生及研究者、作家凯·杰米森（Kay Redfield Jamison）在凝视加州大学洛杉矶分校花园里的一条小溪时，想起了丁尼生诗歌中的一幕。她被"一种即时而强烈的紧迫感"控制，冲向一家书店去寻找一本书。很快就有二十多本书

1　join-the-dots puzzle，儿童刊物上常有的游戏，将标有数字的点连接起来，最终成为一幅简笔画。

被她抱在怀中。湖中女神的最初形象与其他主题和书名都联系在了一起，从马洛礼[1]的《亚瑟王之死》（*Le Morte d'Arthur*）到弗雷泽[2]的《金枝》（*Golden Bough*），再到荣格[3]和罗伯特·格雷夫斯[4]的书。当她"编织"着她那躁狂的联想网时，一切似乎都是有关系的，而它们共同有着关于宇宙"基本真理的钥匙"。

躁狂的人感到他们是其中的一部分，与世界奇妙地联系在了一起，他们不再是世界的奴隶或仆人。这种联结感带来的兴奋必须被传达，这个细节有助于区分真正的躁狂和其他情况下的兴奋状态。精神分裂症患者可能是独自在房间里静静享受着一种幸福的状态，但躁郁症患者不仅体验到这种幸福，而且感到有必要与世界分享这种幸福。同

---

1 Sir Thomas Malory（1415?—1471），英国著名作家。

2 James George Frazer（1854—1941），英国著名人类学家。

3 Carl Gustav Jung（1875—1961），瑞士著名心理学家、精神科医生，精神分析的重要人物之一。

4 Robert Graves（1895—1985），英国诗人、小说家、评论家。

样地，任何人都可能进入一种精力旺盛，甚至过
度活跃的状态，特别是在经历了某种丧失之后，尽
管这可能被诊断为躁狂或其较温和的近亲——轻
躁狂。但关键是，他是否有一种感觉，即事物之间
是有联系的？他们只是喜欢鸟儿歌唱吗？还是，他
们觉得这与经过的汽车或那天早上在报纸上读到的
文章有关？

对于躁狂患者如此精确而一致地描述这种"事
物之间存在强有力的联结"的感觉，我们怎样才能
给出解释呢？归根结底，我们的世界中联系各事物
的媒介是什么？这个答案可能太过简单而令人失
望：是语言。正是语言、思想以及它们之间的联系
创造并塑形了我们的现实，而我们思考的能力既依
靠语言和思想之间的联结，也依靠对这种联结的抑
制。当思想之间的联结以一种人们无法阻止，甚至
无法减慢速度的形式出现时，这一点就变得很清楚
了。这就是精神病理学术语"思维奔逸"（flight of
ideas）的含义：一个接一个出现的想法，伴随着不
可抑制的、毫不留情的坚持。

想一想那个著名的网络游戏[1]吧，它能让你看到任意一个演员是如何以某种方式与影片《浑身是劲》（*Footloose*）中的明星凯文·贝肯[2]联系在一起的。在这个游戏中，每一个影视界的人物都会有某种联系。要么是直接的联系，比如在贝肯的某部电影中合作出演；要么是间接的，比如与接触过贝肯的人有交集。这个游戏的巨大成功使它成为谷歌搜索的一个内置功能，甚至有一款桌游完全是按照这个奇怪的需求开发的，而后续开发的手机广告则显示了整个游戏宇宙是如何通过语言联想（verbal associations）与贝肯本人联系在一起的。但试想一下，如果这种联想的需求不是消遣或娱乐，而是一个人的存在不变的特征，而这种特征无法被抹去，那会怎样？如谷歌的这个功能和那些手机

18

---

1 指的是游戏"凯文·贝肯六度"（The Six Degrees of Kevin Bacon）。游戏设定根据弗里杰什·卡琳迪在 1929 年提出的六度分隔理论，即只要通过至多六个人，就可以让世界上的任意两个陌生人建立联系。

2 Kevin Bacon（1958— ），美国电影演员。

广告所展示的，语言和文化组成的社会-语言网络（sociolinguistic web）将源源不断地提供事物之间的联结性。

我们可以说，我们的生活依赖于我们自身，而不依赖于与凯文·贝肯的联结。但如果被迫跟随每一个联想，我们将不可避免地被存在于我们身边的庞大的联结网所压倒。然而，在躁狂中，这种联结网却占据了主导地位。19世纪的精神科医生观察到，躁狂患者的语言似乎是从一个词转到另一个词，而很少考虑词义的内容。他们思想之间的桥梁似乎来自语言本身的形式，而非有意识的思考。一个病人说："多漂亮的领带（tie）啊，真希望我绑（tie）在一个纯洁（pure）的人身上，他有一双漂亮的眼睛（eyes）。我喜欢漂亮的眼睛。我喜欢说谎（lies）。"他的话从"领带"开始，到"绑"在他人身上，再到"眼睛"，然后到"说谎"[1]。她的另一句话是："生（bearing）孩子是很好，只要你没有承受（bearing-

---

1　这些单词之间存在发音上的联系。

down）疼痛（pains）。而窗户上的玻璃（panes）太多了。"虽然窗户和分娩似乎没有什么意义上的共同点，但分娩的"疼痛"会立即转移到窗户的"玻璃"上，因为它们在发音上近似。

与这些躁狂语言的例子相反，当人处于抑郁状态时，是很少说话的，而且重复着意义基本相同的话：自己是毫无价值的、精神空虚的，或犯了一些可怕的、不能被原谅的罪。因此，在躁狂状态下，人们听任发音和形式支配着词语之间的联系，但在抑郁状态下则相反，是意义支配着词语之间的联系。早期的研究人员观察到，词语之间的共振，类似这种从"眼睛"到"谎言"、从"疼痛"转到"玻璃"的发音方面的联系，在抑郁状态下几乎总是不明显的，似乎语言失去了发音的活力。

多么奇怪啊，语言的两个轴心"词语"和"意义"在躁郁症中是交替出现的，好像它们在交替控制患者，而每一个都必须等到自己的回合才能控制。在躁狂时，词语似乎已经脱离了它们的意义，只遵循发音上的联系。而在抑郁中，词语很少，而且承载着唯一的、单一的意义。比如我的一个躁郁症患者在抑郁时会不断地重复："我是个混蛋""我是个混蛋""我是个混蛋"……

临床的实际情况比上述的对比要略为复杂一些。躁狂的患者不仅是自由地跟着词语走，他们往往也会在对话的结尾回到之前的想法、词语或意义上来，就像被导航系统引导回到地图上的出发地点一样，而他们想法的实际范围可能相当有限。也有一些专家建议将术语"思维奔逸"改成"语词奔逸"（flight of words），因为躁狂患者的讲话更像是没完没了的演说，实际谈论的内容仅在一个较小的范畴内。早期的研究者，如法瑞特、利普曼[1]和宾斯旺格[2]指出，躁狂症的"语词奔逸"遵循着一种隐藏的逻辑，会被漫不经心的观察者所忽视。躁狂的语言并非纯粹而随机的词语流动，它有真正的连贯性和结构，但 20

---

1 Hugo Karl Liepmann（1863—1925），德国神经科医生、精神科医生，他对失用症（apraxia）的研究做出了巨大的贡献。

2 Otto Ludwig Binswanger（1852—1929），瑞士精神科医生，"宾斯旺格病"就是为纪念他而得名。

这通常并不明显，只有仔细聆听才会被注意到。

可以举一个例子说明，当诺玛·法恩斯[1]第一次拜访患躁郁症的喜剧演员斯派克·米利甘[2]，申请成为他的私人助理时，她说房间里很冷。"是的。我讨厌美国人。"米利甘回答道。这种显然毫无意义的回答当然可以被视为躁狂中注意力涣散的症状，即患者无法投入到对话中去，也难以紧扣某个话题。然而，法恩斯发现，事实上这个回答绝对是连贯的：自己评论了房间的温度，而米利甘则相信美国人发明了中央供暖。这里潜在的逻辑链是这样的：房间里很冷→中央供暖是不够的→中央供暖是美国人发明的→我讨厌美国人。也许是出于谨慎，法恩斯并没有当面质疑他的三段论：发明了中央供暖的不是美国人而是罗马人，他们才应该为此负责。

---

1 Norma Farnes（1934—2019），英国喜剧演员。
2 Spike Milligan（1918—2002），爱尔兰喜剧演员、作家。

六

如果躁狂的语言并非看上去那么随机，那么它明显的漂移（drift）又有什么特点呢？我们想一想躁狂状态是如何出现的。一些人声称，躁狂是在没有任何征兆的情况下被诱发的，是完全无法预料的。但是，通常躁狂患者自身或其周围的人确实能提前感觉到某些事情正在发生变化，比如缺乏睡眠或产生焦虑的情绪，这些可能是征兆。我们经常发现，当患者处于一种对话性的社交情境——与同事们聊工作、某个聚会、某个会议、在酒吧与朋友闲谈——时，思想就开始奔逸了。此时通常会有一种"攻击性"或"对抗性"的色彩，好像团体中的某个成员对患者怀有敌意似的。然后，惊人的事情就发生了。

在这样的社交情境下，我们大多数人都会觉

21

得自己说不好话，会对自己说出的话感到失望。之后我们才会想到"当时可以说什么"或"应该说什么"，正好应了那句著名的法语谚语"楼梯上的灵光"——当事情过去，你走下台阶时，才意识到该说什么。但是躁狂的人却不一样，他们对此始终有话要说。演员帕蒂·杜克（Patty Duke）提到她在躁狂时有"不可思议的语言能力"。同样，学者丽莎·赫姆森（Lisa Hermsen）也谈到她在躁狂时的类似经历："我找到了单词，并打下了字母"——这种感觉如回声一般，被躁狂患者一次又一次地体验。我的一位患者说："我知道我应该说什么，它就在那儿，我根本不必去想。"特丽·切尼也曾说过："该说的话就在我头顶的空气中翩翩起舞，我只要把它们抓下来，让它们流过我的笔。"

突然，躁狂患者能说话了，而且在这样一个其他人几乎拒绝说话的社交情境下。他们在语言中"找到了一个位置"来言说，而且似乎接下来可以轻松地说出笑话、双关语和巧妙的回答。我们甚至可以把躁狂患者那种出了名的兴奋状态解释为这个效应：他们情绪高涨，恰恰是因为他们能够说话了，而非相反。并不是情绪高涨使他们说话，而是他们通过说话释放了情绪。因此，躁狂在这里有一个明显的悖论。语言本身就具有一定的自主性，它通过一个又一个词语间的联系，在躁狂患者面前铺展开来。虽然他们似乎成了这种思维奔逸的奴隶，但与此同时，他们也在语言中有了一个可以流利表达自我的地方。

22

也许这种现象并没有看起来那么矛盾。首先，我们应该留意这种漂移。当躁狂患者在语言中找到自己的位置时，漂移就已经开始了，直至他们被躁狂压倒才结束。毕竟，躁狂的发展是一条曲线，一条弧线，而不是一种同质性的体验。然后，我们可以问："是什么让这位患者在言说中找到了自己的位置？"如果我们回顾各种形式的思维奔逸，我们会发现它们有一个共同点：都涉及受众的认可，也就是交谈对象的认可。即使躁狂患者的话题从一个转移到另一个，没有明显的主题或内容，他们仍然是在和某个人交谈。贝尔曼用一个公式"你希望看到我接下来做什么？"来描述躁狂的特点，而其中的关键在于"你"，即交谈的受众。与一般人不同，躁狂者从不自言自语，他们对谈话的听众有一种无法抑制的渴望。

在躁狂中推动这些患者的不仅仅是"要说话"，而且是"要对某个人说话"。关于躁郁症的研究的确有时将"与他人交往的冲动"定义为一种核心症状，而且——正如我们所看到的，也是值得我们留意的——这当然是当今时代最主要的社交需求之一。当今时代并不鼓励孤立和内敛，而是敦促人们去使用社交网络，与他人接触并建立联结。在许多人看来，双相性的内核与现代社会的主体性本质之间存在着一种结合。曾经被视为疾病症状的东西如今被认为是一种积极的规范。

然而，在"真正的"躁狂中，患者对与他人建立联结的渴求往往会使其远超出正常沟通的范畴。23 躁郁者们在回忆录中经常会唐突地对读者说话，这很值得我们留意，似乎他们的故事很需要一些"叙事性中断"[1]，而这能够且必须通过与读者直接对话来实现。就像迈克尔·哈内克[2]的电影《趣味游戏》（*Funny Games*）中的一个镜头，一个男人正在恐吓一个无辜家庭，突然转身对着镜头后的观众说话。这样的手法可以被理解为叙事惯例的某种后现代表现方式。但我们也能从中看到，一些躁狂患者能感受到回声般的呼唤声——它告诉他们：必须吸引听众，与听众实现某种共谋和联结。演员费雯丽[3]曾在剧院演出《金枝玉叶》（*Tovarich*）时急性躁狂发作，她竟然直接对舞台外的观众讲话，而这是不被允许的。我们从中看到了同样的需要：对交谈对象的需要，以及对建立、确定与他们的联结的需要。

帕蒂·杜克写道："人在躁狂时那种感受他人感受的能力几乎是神秘的。它是一种精神的、灵性的、躯体的，甚至是化学的交流。我有一种感觉，觉得自己真的向观众发出了某种东西，然后感到它如浪

---

1 在文章段落中插入对话等元素，被称为叙事性中断。

2 Michael Haneke（1942— ），奥地利编剧、导演。

3 Vivien Leigh（1913—1967），英国电影、舞台剧演员。

潮一般返回我这里。它是一种真实的能量。它是确实存在的东西。如果有功能特殊的相机，也许就能拍下它它……当我把这种能量传递给观众时，真是太刺激了。我们一起分享这个瞬间的联结时刻。"与电影或舞台剧中其他演员的互动无法造就类似这样的联结，这只能来自观众本身的影响，即可以在他人身上创造效果的时刻，一个没有事先写下或编排好剧本的时刻。

24　　　这个现象也解释了许多躁狂者奇怪且混乱的性行为，不是吗？正如特丽·切尼指出的那样："躁狂者的很多性行为并不是实际的性交媾（intercourse），而是一种讲述（discourse）。这是另一种缓解永不满足的对联结和沟通的需求的方式。我不用语言交流，而是用肌肤接触代替讲述。"性让听众留在那里，且更为靠近：患者从一个性伴侣换到另一个，就像人们变换交谈的对象一样。切尼敏锐地观察到，无论是躁狂时那种出了名的过度活跃，还是不断地抖动、拍手以及激动不安，都仅仅是他们受到压力而想说话、想继续与他人交流的表现。

这种对听众必须在场的需求看上去好像是有悖论的，因为听众的观点和意见可能会被躁狂者忽视或被躁狂者的声音压过。然而，躁狂者这种明显的不耐烦，也正是解答它自身的线索。躁狂语言的研究者总是会对所谓的"外来刺激"——即突然提到环境中某些方面的随机细节——的吸引力感到震惊。例如，患者从商业计划的具体讨论突然就转向了对某个听众的胸针或邻座椅子颜色的评论。针对这种语义上的跳跃有很多解释：患者联想的途径发生了崩溃，谈话缺乏指导思想，或躁狂固有的注意力不集中的症状。但是，语义跳跃最明显的特征，不就是让患者的发言持续下去，从而剥夺了听者做出回应的机会吗？

躁狂者只关注词语之间的联系，这意味着他们忽视了一个重要的方面：语言对交流对象的影响。语义的跳跃意味着语言中的停顿点被移除了，而这些停顿正是给予交谈对象说话的空间、让他们进行回应的时刻。然而，躁狂者的讲述方式使听者感到沮丧，并且，留给听者回应的时刻以及听者为了做

25

出回应而表现的沉默，都被躁狂者扔在了一边。躁狂者讲话的特定方式既让交流的对象留在对话中，又使得他们被"缴械"而无法做出回应。躁狂者的词语在一段时间内发挥着魔力：将听者牢牢抓住，并阻止他们给予任何真正的回复，因为他们回复的内容可能有抛弃或惩罚躁狂者的风险。难怪听者在感到筋疲力尽的同时，常常会感到被操纵或控制。

而这正是躁郁症与其他形式的精神病性障碍的区别所在。精神病性障碍的患者可以构建一个虚拟的、遥远的或在身体内部的听众，而躁狂者则要求必须有一个真正的听众在他们面前。然而躁狂者也有自己的脆弱和绝望，即如何留住他们的交谈对象，并且必须不惜一切代价地留住，就像夜总会的舞者必须让观众无时无刻都看着他一样。躁郁症在喜剧演员中是如此普遍，难道真的是意外吗？

弗洛伊德认为，研究躁狂意味着需要思考笑话是如何引人发笑的。躁狂者如此频繁地使用双关语和机巧幽默的脱口笑料，展示了他们是如何通过语言与另一个人建立联结的。我们通常在感到不安或威胁时，才会讲笑话或诉诸幽默。当我们与另一个人单独在一起时，又有什么比开玩笑更好的方法来赢得他们的心，或使他们不那么具有威胁性呢？

玩笑把两个人联结在一起，通常是以某个第三者的笑柄为代价，所以它有罪恶感（guilt）的成分。如果我们对某件事感到内疚，比如对自己有关性或暴力的思想感到内疚时，我们会把它包装成一个玩笑，让自己暂时获得解脱，就好像我们可以重新分配感受到的负担一样。这就是为什么我们听到笑话后，最常见的第一反应往往是"接下来该告诉谁"。对于讲笑话的人而言，这是一种解脱的感觉，是一瞬间的成功，也许被爱的温暖感觉也会随之而来。笑话也涉及"把它传开""传给他人"的想法，无论是面对面，还是通过电子邮件或电话。

这就是为什么在观看喜剧电影时，如果你观察观众，会发现他们不只是盯着屏幕看，还会互相看，彼此交换眼色。但如果是悲剧电影，观众则会一直盯着屏幕。玩笑总是涉及某个第三者，而我们的笑声既取决于别人的笑声，又需要得到他们的认同。

一位商人在描述自己第一次躁狂的体验时说道："我发现能在办公室里让人发笑是多么令人陶醉的一件事，我甚至可以在地铁上让乘客们发笑，自然而然地就能说出笑话和双关语。"

这位商人觉得他必须让人们发笑，好像这"几乎是一种责任"，而躁狂也许是一种试图让听众保持"活着"的方式，好让听众一直停留在你的面前。但当这种情况遇到困难时，我们会发现可怕的焦虑和偏执的想法开始聚集。通过与他人的不断摩擦和冲突，躁狂者逐渐形成了一种认知："再也没有人能理解你。"——正如前面这位商人所经历的。此时，联结感土崩瓦解，在其之下是抑郁的深渊。这种感觉就像讲笑话冷场时的失败感和羞耻感，只不过放大了成百上千倍。

七

　　躁狂者留住听众的行为唤起了自己童年时一些极为特殊的事件，这在许多案例中都有所描述。当孩子的母亲、父亲或其他主要照料者本身也是这种情绪变化的主体[1]时，他们对孩子往往有不易察觉的可怕影响。孩子会先感到被抛弃了，然后会被父母的这种强烈的不协调深深吸引。这种戏剧性的、如同跷跷板一样的情绪变化可以是日常体验，也可以在某些特定时刻才发生，比如一个新的兄弟姐妹出生时。在一些案例中，母亲只有在自己被完全依赖的情境下才能与孩子保有亲近的关系，当孩子开始主张自己的独立性时，她的爱就崩溃了。因此，某些躁郁症的"钟摆式结构"就如字面意义般地被铭

1　指父母也是躁狂者。

刻在了孩子身上。

　　父母的这种分裂对孩子而言，意味着他们最基本的体验是"起先被高度关注，然后被抛在一旁"。这种模式可能会在孩子的情绪波动中再现。他们要么觉得自己是世界的中心，要么产生难以忍受的被遗弃感和孤独感。同样，在以后的生活中，他们可能会寻求一种绝对依赖的关系，以作为爱的保证。他们将关系中的另一方视为全能的，是一切供给的源泉，而关系中最微小的波动或挫折都会被放大，成为一种绝对的拒绝感。

　　在特丽·切尼的回忆录中，她描述了童年时代情绪的起伏波动，并称自己内心的痛苦是一头"漆黑的野兽"。当我们读到它的入侵和离开时，很难不把它看作是她体内反映着父亲的喜悦和不悦的晴雨表。这头能让她情绪坠落和飞升的漆黑野兽，似乎是父亲对她的关注和热情的化身，也是当她辜负父亲对其学业的期望时，父亲失望情绪的体现。

　　同样，凯·杰米森也描述了父亲躁狂时精力的充沛、"富有感染力"的热情以及他的自大所固有的

28

"传染魔力"，而这些正是她自己处于躁狂导致的情绪高涨时所具有的特点。在躁狂中，她会觉得自己"飞得很高"，我们不禁注意到，她的父亲当过飞行员，曾经常对她说"我们会飞"。她在一次躁狂发作中既"飞向天空"又"向前滑翔"，唱着那首流行歌《带我飞向月球》（Fly Me to the Moon），穿越土星的光环。尽管她的父亲是一位科学家，但"他的思想和灵魂最后还是飞上了天空"。

　　孩子的躁郁症是在与家长的躁郁症的实际互动经历中被塑造的。这个简单的逻辑却常常因对遗传学基础的过度坚持而被掩盖，以至于继承了父母或祖父母躁郁症的孩子通常被解释为基因序列遗传的结果。正如帕蒂·杜克指出的，她的孩子"不知道什么是可以被预期的"，即使在很愉快的时候，他们也不可能知道这段好时光会不会突然就结束了。如果一个人先被重视，然后被抛弃，那么这种令人痛苦的节奏可能会被吸收，成为自己的现实属性，除非有别的因素介入，并提供另一条途径。

　　这点也常在那些取得世界级成功的名人身上看

到，尽管他们的成功似乎是十拿九稳，而且是无可置疑的。著名的艺人和演员，包括斯宾塞·屈塞[1]和米利甘，都曾彻夜不眠地等待一个宣布他们"已经失败"的电话或邮件。他们认为制片方会放弃他们，银行会宣布他们身无分文，经纪人最终也会对他们厌倦。他们所获得的赞美、成功和钦佩最终都远不及批评和失败，似乎对他们而言，向上爬的唯一目的，就是之后的坠落。

从上述角度来看，躁狂能使曾经脆弱的联结感持续下去，而这种联结感在患者的童年时是如此痛苦和不连续。他们在童年时与母亲或照料者有过深度联结的短暂时间，变成了躁狂时对整个世界的体验：此时所有的一切都联结在一起，爱无处不在，未来是多么美好和充满可能。当贝尔曼第一次因伪造艺术品出庭时，他甚至觉得自己能与每个陪审员建立联结。他写道："我觉得自己很强大，可以说服任何人去相信任何事情。"躁狂者也可能会通过访问、

1　Spencer Tracy（1900—1967），美国电影演员。

打电话等方式一再地将自己强加给他人，直到他人筋疲力尽，似乎这让自己在对方情感中的位置得到了保证。正如克雷佩林所指出的："他们想在事情中发挥作用。"

这种与他人联结的努力可能反映了躁狂者在童年时就已经被父母的情绪高涨所带入，这既包含了一种力量感，也包含了可怕的脆弱性。这种脆弱性既是因为当父母的情感高涨不可避免地结束时，孩子会感觉失去了作为被珍爱的同伴的地位；也因为孩子的热情与活力并非是共享的经验，而是为了避免被父母抛弃而采取的绝望举措。如果他们不被父母的情绪高涨所带入，就可能会被父母排斥和孤立。似乎在孩子看来，这种脆弱的、虚假的情感是与父母联结的唯一方式。

在上述情境下，孩子可以选择"加入"或"离开"。"加入"的是躁郁症母亲的情绪高涨（在有些案例中是父亲的，这可能是为了抵御母亲的抑郁状态而出现的）。如果孩子没有参与进去，就会被痛苦地排除在外。但孩子其实知道加入的后果是什么：正如我

30

那位患者想到的航天飞机升空，然后爆炸解体。这种快乐的内涵总是带有虚假的基础，有趣的是，一些精神科医生如威廉·葛利辛格[1]和亨利·艾[2]在仔细观察后发现，躁狂者似乎在玩一个角色扮演的游戏，仿佛他们的行为最终并非建立在一种妄想的确定性或确信上。

如果孩子选择加入，他们与父母或照料者的联结（即杜克所描述的"联合时刻"）可能会以躁狂的形式回来。对贝尔曼而言，如果他能获得一种吸引他人的魔力，躁狂发作也许会重现他曾经有过的与照料者的良好关系，哪怕只是一瞬间。而弗雷对此形容道："我喜欢那种激动的感觉，当我知道有好几百个人跟随着我，那感觉像是我托着他们，让他们在我声音的起伏中尽情冲浪。"当躁狂者的朋友、同事或新认识的人回想他们的感受时，也会唤起类似

1　Wilhelm Griesinger（1817—1868），德国精神科医生、神经科医生。编译了早期的精神医学教材。

2　Henri Ey（1900—1977），法国精神科医生、神经科医生、精神分析治疗师、哲学家。

的感觉，像是被讲话者的热情、活力和说服力冲昏了头脑。

躁狂者如此明确地表达对未来的投入，或许也 31 不是偶然。这正是躁郁症父母给孩子的感受：不稳定的、不确定的和危险的。弗雷将躁狂和抑郁做了对比，在躁狂中"你有100个未来的计划"，在抑郁中却完全"没有未来、没有希望"。而西蒙问她的一位受访者，她在躁狂中是否曾想过自己可以飞翔，她回答道："我从来没有想过自己会飞，但我也从未想过自己会跌落。"

八

　　对于那些怀疑自身能力的人，躁狂者的这种相信自己力量的信念自然会显得很有吸引力。诸如《龙穴之创业投资》(*Dragons' Den*)这类电视节目常常显示，投资者对那些缺乏自信的准企业家没有兴趣。但是，如何找到"夸大的吹嘘"和"对未来的承诺"之间的边界呢？人类学家艾米莉·马丁[1]问道："人们何以如此容易地区分那些吹嘘'我可以改变世界'的明显不健康者，和承诺'我能办一家互联网公司，一起赚钱'的理智创业者？"

　　当《时代》(*Time*)杂志将出版商菲尔·格雷厄姆(Phil Graham)作为封面人物时，他的创业经历似乎被提升到了某种理想的地位。他是一个这

1　Emily Martin（1944—　），美国人类学家。

样的人：总是忙个不停，购买和阅读各种报刊，参与《新闻周刊》（*Newsweek*）和《华盛顿邮报》（*The Washington Post*）的运营，购买私人喷气式飞机，甚至收购了几家电视台。然而，他的妻子凯瑟琳在她的回忆录中描述，他的这种精力充沛是躁狂的结果，他也有与情绪高涨相对的、可怕而压抑的情绪低落，这最终使他在数年后以自杀结束了生命。

美国电视主播玛格丽特·简·保利（Margaret 32 Jane Pauley）记录了她自己的经历：那是一个从谦虚谨慎的消费者到挥金如土的人的奇怪转变。她买了一栋不需要的房子，在各大商店、商场中搜罗了无数的家具和首饰。之后，她兴奋地向经纪人提出新想法和新项目："我有精力，而且我还有点子，有很多点子。一个综艺节目，一本书，一本杂志。"甚至还有她自己的服装品牌。她说："我的灵感进进出出，像动车一样快，伴随着各种新点子，之后我打了很多电话来制定行动计划。"

这个案例中的躁狂可能是被诱发的，诱发它的正是当代文化塑造我们自我形象的方式。在这种文化中，人们被鼓励推销自己、传播自己的成就，并创造出越来越多的产品和身份的衍生物。今天的名人们可能会被迫推出自己的服装品牌、电视综艺节目或香水品牌。当保利告诉经纪人，医生说她的点子太多了，"经纪人说他能理解，但他仍保证说，这些点子真的非常好"。试问，今天有多少创意项目不是因为某人的躁狂而开始的？

一个患有躁郁症的男人描述了他构思的电视连续剧最终是如何被制作出来的。"这种期待已久的成功诱发了我第一次彻底的躁狂发作，虽然当时我并不知道这是什么。当我的一些其他想法被认可和立项时，我开始试图说服英国电视台的高管们相信我有'点石成金'的才能。我并没有意识到我的过度自信是由于纯粹的躁狂，而非有实际的能力。"他接着说："躁狂的麻烦是，有时它确实有点用处。当时，一家最大的独立电视公司的老板看中了躁狂中的我，给了我一个有巨额薪资的高级职位。"

虽然这个故事的结局并不美好，但它促使我们问道：究竟有多少职业可以吸引和吸收躁狂者？如今，接受双相的诊断常常意味着得到一份打印出来的资料页，上面确实写着那些似乎有"点石成金"能力的人物的名字：亚历山大大帝、爱因斯坦、毕加索、莫扎特、狄更斯、格林、路德、林肯、普鲁斯特、柯勒律治、丘吉尔、巴尔扎克、康拉德、雪莱、吉卜林和牛顿等等。而布莱恩·亚当斯对此则持有怀疑的态度，他将这个名单称之为"躁郁症的政治宣传"。他问道：为什么这种名单的重点总是那些对文化做出贡献的人，而不是从文化中消失了的人？亚当斯很好奇这些历史人物的诊断是哪里得来的，因为在他自己的案例中，有超过半打专家花了二十多年的时间才认定了躁郁症的诊断。

当然，过分强调躁郁症公开的创造力，对那些不写作、不雕刻、不绘画也不征服世界的普通患者来说，实在是不仁慈和污名化的。据艾米莉·马丁所说，在2000年美国精神病协会的年会上，一家制药公司在奥氮平展台上安排了一位真正的现场艺术家。这位艺术家接连几天在一幅拼贴画上疯狂创作，并供与会者观摩。在他的大画布前散落着颜料、胶水、布料和丝线等物品。这个展出似乎想表明，患双相的个体不仅可以继续创作，而且服药并不会妨碍他们的创造力。在一个极端上，躁狂成了马戏团的展出；而在另一个极端上，躁狂又成了一种可以被定位的有市场的精神财产。

在当地的就业服务中心体验了与其他患者一样的失望之后，布莱恩·亚当斯问道："我在期待什么呢？难道会有一根魔杖，挥舞它就可以让我找到一份可以完美适应躁郁症的工作，成为新生活的转机？"在就业服务中心，那些关于躁郁症的"政治宣传"可以说是毫无帮助。他随后写道："好吧，亚当斯先生。根据你的心理情况、工作生活经历、兴趣、资质、胎记、鞋码、前景、精神病状况，以及性格特征，我们可以满怀信心地举荐你接受'亚历山大大帝'这一职位的相关培训。"

九

这些围绕躁郁症的"出于好意"的政治宣传向我们展示了另一个问题：在躁狂状态下，人们有一种信念，倾向于相信自己强大、有能力，并且拥有大多数人所不具备的技能。关于这个问题，我的一位患者在住院时真的有被医生问过："你是否曾相信你会成为一位著名的艺术家？"考虑到大多数艺术家都肯定或多或少有过类似的信念，可能你会觉得直接询问"你是一位著名的艺术家吗？"更为恰当。不过，就这个病例来说，这么问也只会徒增困惑，因为她真的是一位著名的艺术家。

让我们将卓越成就者的名单尽数罗列——从亚历山大大帝到毕加索，就会惊奇地发现这些人物所反映出的共同问题：夸大（grandiosity）。而这是需 35 要被治疗的。夸大把我们带到了躁郁症的一个重要方面：尽管有些精神病性障碍的患者也会断言他们是基督或拿破仑，但他们通常非常乐意从事卑微的工作，如洗衣或厨房工作，而不太可能会真的出席教会或军队的大会；然而，躁郁者却可能真的在克拉里奇大酒店（Claridge）预订套房，或尝试预订艾薇餐厅（The Ivy）[1]的位子。

在他们的身份认同层面发生了什么？或许答案就在躁狂和抑郁的比较之中。在情绪低落时，人们把自己看得一文不值，可怜无助；而在情绪高涨时，他们对自己的看法又是能力超群，力量强大。但关键不在于他们对自己的看法，因为这假定了一个内化了的外部观点，他们的自我形象就是以这一观点为基础构成的。正如特丽·切尼描述的，她的情绪高涨和低落是父亲对她的看法不断变化的结果。

许多年前，弗里达·弗洛姆-赖希曼[2]和她的同事曾认为，躁郁症的心理结构通常涉及对更好的社

1　克拉里奇大酒店是英国五星级酒店，与英国王室有密切关系。艾薇餐厅是英国老牌餐厅，常有名人出没。

2　Frieda Fromm-Reichmann（1889—1957），德国精神分析治疗师，新精神分析学派的代表人物之一。

会地位的渴望，而孩子被指定为实现这一目标的家庭成员。由于宗教、经济或种族地位，来自少数群体的儿童被赋予"在不利的世界中获得威望"的任务。她们写道："在这种条件下，躁郁症患者在很早以前的孩童时期就被家庭的期望压得喘不过气来，他们被期望在维护家庭和宗族的威望方面要做得比父母 36 更好。"

孩子在行为上被强迫遵守难以想象的高标准，这些标准基于父母认为"别人"应该如何看他们。因此有一种非个人的权威，一个"别人"，永远在孩子面前被唤起，而孩子必须赢得这个"别人"的尊重。在这个前提下，道德和世俗理想的重量可能将孩子压垮。一位躁郁症患者的母亲曾告诉他，他的整个家庭从一个国家迁移到另一个国家，完全是为了他。有一天他将拥有整座城市，而且"天空才是他的极限"，后来他在躁狂发作中相信自己的汽车会像飞机一样飞翔，之后入院接受治疗。

母亲的理想将他推入躁狂，但不能让他心境稳定，也无法为他的生活提供任何安全的框架。孩子被迫带着假设的身份，无论是自愿还是不自愿，这种身份都是虚假而不稳定的。我们可以注意到躁郁症患者多么频繁地被描述为顺从和尽责的孩子，这再一次表明了孩子遵循着的是这种理想，而非迎接挑战。赖希曼对社会背景的描述无须从字面上理解，但她对理想在躁郁症中的影响的强调是准确的。这同时也揭示了一个事实：抑郁和躁狂可能不是由失败引起的，而是由社会成功引起的。当孩子最终达到他应该达到的程度时，他没有获得真正的满足感，因为这一直是别人的理想。

37　　安迪·贝尔曼在躁狂发作时常会随意地坐飞机飞行，或者试图环球飞行。虽然距离感的缩短是躁郁症的一个共同特征：地理上的分离似乎微不足道，一切似乎都很近，但就贝尔曼的案例而言，很难不把这些表现与他被以一位宇航员的名字命名的事实联系起来，这位宇航员也是第一位"环绕地球"的美国人，但他的航天任务在安迪·贝尔曼出生的那天被耽搁了。贝尔曼写道："在成长过程中，我自然而然地认为他们对我寄予厚望。"小时候，贝尔曼常幻想环游地球。在一次可怕的躁狂发作中，他觉得"我被锁在了一个球里，就像是伴随着我长大的地球一样，能看到上面雕刻着各个大陆和国家，格外醒目"。

十

现在让我们转而讨论躁狂的另一个主旨：为什么躁狂的人会疯狂购物和挥霍？躁狂的人可能会花大量的钱购买衣服、财产、艺术品或是其他他们之后可能会持质疑态度的东西，这被布莱恩·亚当斯称为"躁狂后现象"（après-mania）。在一个关于破产的电视节目中，一位女士被问到她是如何花光薪水，最终负债累累的。"你把钱花在了什么上？度假、汽车，还是房产？"采访者问道。她却害羞地回答"都不是"，她把钱全部花在了喜欢的"大虾"上。这个回答当然可以被理解为一种对奢华生活方式的比喻，但如果这位女士是躁郁症患者，她的说法极有可能是字面意义上的。财富可以被浪费在别人看来像是癖好的东西上。躁狂状态的一个共同特征是把自己没有的钱花掉。这个特征甚至让金融业发起了一些

倡议，以帮助躁狂者通过谈判来解决他们发作后的
债务问题。

这些疯狂挥霍有时被描述为自私、自恋的疯狂
行为，是对家人或朋友的漠不关心——往往是他们
在事后不得不为此买单。然而，我们越是倾听对所
发生的事情的描述，就越能意识到：在这样的疯狂
挥霍中是存在着某种利他主义的，有一种"牺牲的
逻辑"在发挥作用。事实上，一个躁狂者在获得新
的财产的同时，也可以简单地放弃原有的财产。费
雯丽在躁狂发作时总是远离卡地亚和爱丝普蕾等高
档珠宝店，然而她的花费却常常用来为她电影的演
员和剧组购买礼物。这里的获得和给予是等同的。
华尔街交易员约翰·穆赫伦（John Mulheren）在
谈到自己的躁郁症经历时，描述了他是如何把两万
美元分装进信封，分发给曼哈顿的贫困区鲍厄里街
（Bowery）的穷人们。

我的一位患者在一次躁狂发作时，乘出租车在
伦敦的街道中往返穿梭。出租车司机向他抱怨自己
的难题，这位患者就让车驶向银行，把毕生积蓄取

出来送给了这位司机，之后他终于"从同情中走了出来"。对丽兹·西蒙来说，"为某个人做一些事情，做一些你希望有人能为你做的事情，这感觉很对味。好吧，这完全令人陶醉"。另一个例子是，一个男人在躁狂状态下第一次来找我就诊。当我打开门，他立刻递给我一张支票，然后告诉我他要去见一个人，所以不能留下来，但他还是要付费用。因为他觉得我收费太低了，所以给了十倍的价格。之后我再也没见过他，不过他妻子很快就打电话来说希望我不要真的把支票给兑现了。

躁狂者开始的项目计划往往与帮助他人、纠正错误或某种保护行为有直接的关系。凯·杰米森描述，她在躁狂状态下买了许多套处理毒蛇咬伤的工具包，她决定开始这个项目是为了提醒全世界注意圣费尔南多山谷（San Fernando Valley）中毒蛇泛滥的情况。她说："在购买这些工具时，我付出全力保护自己和我所关心的人。"她在躁狂中也被"世界上所有绿色植物都在缓慢而痛苦地死去"的想法所困扰，她注意到植物会一株接一株地死去，她说："我无论做什么也救不了它们。"我的一位患者会花很多钱来帮助别人,以大量的精力和热情去促进别人的项目,他几乎从来不记得在任何商业经营中采取必要的风险预防措施。斯派克·米利甘也因为与慈善机构合作保护世界濒危野生动物而闻名。

任何躁狂时的挥霍都需要仔细地探究,因为在表面的自私行为背后,一种利他主义可能是挥霍的真正动力。一位患者描述了她如何疯狂购物,从一家商店到另一家商店,花费数千美元购买服装,然后原封不动地留在袋子和盒子里。这些是她梦寐以求的东西吗?只有在躁狂时才允许自己购买它们吗?根本不是。她解释说,这些衣服很像戏服,"是我想为某个人而穿的服装"。在她的想象中有一个男人,她将这个男人放在生活中极为重要的位置,而这些服装是这个男人希望她穿的。"这些衣物能唤起我为他做些什么的潜力。"在挥霍之后,她说:"我总是留下满衣柜还没用过的戏服和道具。" 40

这些戏服和道具是她内心剧院的一部分,但这个剧院不是为她而存在，而是为了"他"而存在，好让她去演"他"幻想的角色。因此，这些开销更多地花在了她希望为某个人创造的形象上，而不是花给她自己。似乎又一次，某个理想支配着她的行动，塑造了她的行为和外表。我们可以从对躁狂消费的另一句描述中看到这种理想对个体控制的外在方面，她补充说："这似乎是看着别人控制了你的生活。"——这个"别人"几乎是字面意义上的。

斯蒂芬·弗雷在第一次躁狂发作时，穿上精致的正装，在里兹（Ritz）和萨伏伊（Savoy）酒店喝鸡尾酒，用他的话说，他开始了"对自己的奇妙重塑"。他准确地描述了这一重塑："我不仅是一个试图让自己看起来像是融合了王尔德、科沃德[1]、菲茨杰拉德和菲尔班克[2]的 17 岁孩子，我还是一个穿着盖茨比式的西装、戴着上浆定型的翼领，用琥珀制的烟嘴抽彩色香烟的 17 岁孩子。"但他的这些翼领是从哪里

1　Noel Coward（1899—1973），英国演员、剧作家。
2　Ronald Firbank（1886—1926），英国作家。

找来的？实际上，这是他深爱的外祖父马丁·纽曼（Martin Neumann）留给他的遗物。外祖父是一个匈牙利犹太人，对所有英式风格的东西都充满热情，而这正是弗雷在那些时刻的形象。

正如弗雷改造自己形象的费用是用从他人处偷来的信用卡支付的，我们有理由怀疑他创造的形象是否也与他人的幻想有关。毕竟，他的祖父一直渴望成为一名英国绅士。就像弗雷第一部小说中的主人公所说的："只有穿着借来的衣服我才存在。"为挥霍而盗窃是一种明显的自私，这种自私掩盖了更深层次的也许是无意识的利他主义，或至少是一种身份认同。数年后，弗雷为了制作某一档电视节目而拜访外祖父母曾经住过的房屋，他正好被要求站在外祖父曾经站过并抱着弗雷的母亲拍过一张照片的地方，当他把自己投射到照片中外祖父的位置时，弗雷说他有了"弗洛伊德式噩梦"般的体验。

这件事让我们联想到躁狂患者几乎总会在酒吧或餐馆里留下巨额小费。这类行为是不是为了创造

41

一个夸大的自我形象，使自己更受重视和关爱？抑或完全相反，是为了回报他人？又或者，是对另一种债（debt）的抵偿？

十一

　　我们不应低估躁郁症的人际维度。无论患者自身的行为看起来如何自私，一定会有其他人站在这条路的另一端。我们经常可以看到，躁狂发作的人是如何试图把他人卷入到某种计划或项目中，而且他们往往能够成功。他们的计划很少是某种私人生意或个人追求，更多的是一种宏大的、更具包容性的理想事业，比如以社会公益为目标。他们的同事、朋友和投资者可能会被拉进来，有些时候，可能真的做成一些事情。

　　躁郁症患者有时对项目缺乏承诺和投入，结果仅几个小时或几天之后，他们就开始另一个项目了。不过，他们也可能持续而严肃地投入进去，而不考虑这项事业在他人眼里是否行得通，或显得荒谬。

42　我的一个患者曾为捷豹[1]工作，他有次开会时突然灵光一现：想在某个市场上取得成功，关键是用另一种丛林动物的标志，来取代捷豹原有的著名标志。尽管在多年后的今天，他可以笑着讲述这件事，但当时他对此确信不疑：他知道这样做是正确的，他只需说服管理层改变想法就可以了。

　　患者在躁狂发作时最重视的是确保别人相信自己，这也许与躁郁症的另一个奇怪而特别常见的现象有关。我的许多患者会把他们在躁狂时的经历与电影《楚门的世界》（*The Truman Show*）进行对比。在这部电影中，世界是虚构的，影片中的人物生活在一个人造的真人秀世界里。同样地，患者们也将周围的世界描述为一个人造的结构，像剧场舞台或电影布景一般。而这个世界的存在，是为了考验或研究他们。一名男性患者在躁狂缓解后如此评价："那是一种感觉，感到自己是某个东西的一部分，是一个更大的戏剧场景的一部分……似乎生活就是一场

1　Jaguar，英国汽车品牌。

游戏或测试。"

虽然精神分裂症患者对现实也有类似奇特的看法，但令人惊奇的是，躁郁症患者的"楚门的世界"般的感觉似乎总是温和无害的。患者可能说："尽管感觉每个人都在伪装，但这让我感到兴奋，他们在一步又一步地考验我，而我则通过这些考验来证明自己，就像在玩一个解谜游戏。"其他种类的精神病性障碍的患者可能始终感觉自己在被周围的人设套、欺骗，但这种感觉在躁狂发作中几乎是不存在的。奇怪的是，当你发现周围的现实其实是一个舞台，不应该觉得很可怕才对吗？

这难道不是理解躁郁症的另一条线索吗？躁郁 43 症患者的利他主义、牺牲逻辑，以及他们观察世界时温和无害的性质都表明，他们有一种信念：世界是慷慨而真诚的，且他人是良善的。他们必须不惜一切代价保持这种信念。正如一位躁郁症朋友所说："这事有关良善。它是天使，而不是恶魔。"没有什么能玷污他们幸福的愿景，如果有，他们会一笔带过，继续坚信他们周围世界最根本的良善与和谐。

当一个精神分裂症患者认为一切都是伪装的，他一定相信背后有某个机构在指使，该机构想方设法不让他知道这是个骗局。但对躁郁症患者来说，他在伪装的世界里和其他人都是一样的：他们知道的，我们也知道。这更像是一种奇特的、几乎令人欣慰的共谋。类似地，精神分裂症患者认为周围的世界变得具有威胁或迫害性，一切好的看法会迅速变成坏的，并伴随着恐怖。而对躁郁症患者来说，这就没那么容易实现了。他们对世界的看法被阻断了，正如"躁-郁症"（manic-depression）这个词语中的连字符一般——他们在两种状态之间树立了一个隔断，好的和坏的必须不惜一切代价地分开。

凯·杰米森关于躁郁症的著作一直很有影响力，让我们再次以她的回忆录《躁郁之心》（An Unquiet Mind）为例，她在书的开篇指出了她童年最重要的时刻。童年时她家住在军事基地，当她在外面玩耍时，一架飞行中的喷气式飞机开始失控。尽管飞行员本可以跳伞自救，但他选择继续驾驶飞机，最终飞机坠毁在杰米森和其他孩子正在玩耍的操场外。这一幕一次又一次地困扰着她。虽然在这个事件中，的确存在可以被解释为"孩子第一次遭遇死亡"的情境，但不是也有我们讨论过的关于"牺牲"的主旨吗？

飞行员为拯救他人而牺牲自己的生命，"转变为某种'责任'的理念，它是炽热而生动的，但完全不可能实现"。这段经历融合了关于利他主义、理想及牺牲的想象，保护了孩子免受暴力的影响，而且，如果更进一步猜测，它还体现了一种潜在的理念：保护他人免受自己的破坏性倾向的影响，或至少，保护他人免受自身崩溃的影响，而这种崩溃也可以是自我设计的。正如克莱因[1]所说，如果精神分裂症患者的恐惧是他们自己的崩溃，那么对躁郁症患者来说，恐惧的是他们心中的"他人"的崩溃。事实上，早期的精神医学已经注意到躁郁症患者为避免伤害

---

1 Melanie Klein（1882—1960），奥地利精神分析治疗师，儿童精神分析的代表人物之一。

他人而极其小心翼翼，即使他们被激怒时也是如此。帕蒂·杜克在一次躁狂发作期间向她的孩子们扔盘子，她总是刚好扔不中，知道如何避免伤到孩子。

正如精神分析治疗师伊迪丝·雅各布森[1]的一位躁狂患者向她解释的那样：就算她毁掉了一切，任何他人或事情依然不会发生任何改变，他们仍是安全的。这里的核心问题是某个人的客体（objects）的毁坏。不过，我们应该暂停一下，对破坏性愿望背后的理念进行细微的区分。孩子对他们所爱的父母同时有愤怒和恨意，这是不可否认的，不过，躁郁症中的类似主旨也是源自这里吗？一位患者曾因躁狂发作而多次住院，她向我解释，在早年的生活中，她觉得自己是母亲的"玩偶"。她听从母亲的吩咐，害怕任何谴责或埋怨。她经常想象母亲的死，但这与其说是复仇的开始，不如说是唯一的释放方式。"只有妈妈死了，我才能成为我自己。"她说。这种想法

1　Edith Jacobson（1897—1978），德国精神分析治疗师，自我心理学的代表人物之一。

会产生一种强烈的、破坏性的罪恶感，并导致取悦或安抚母亲的行为。

这位患者后来出现的躁狂可以被看作是为了保护他人或环境中的一些因素。因此，想让母亲死亡的愿望并不是仇恨的载体，而是她自己获得解放的逻辑条件。而另一个躁郁症患者描述，当他的躁狂逐渐蓄积时，他会被推动去做一些小的善举，他说："我会出去帮助他人。"他还讲述了自己如何成为"理解他人与他人痛苦的专家"。正如特丽·切尼所说的，当她处于躁狂中时，即使喝一杯葡萄酒，也会为那些被压碎的可怜葡萄而心碎。世界的匮乏之门突然打开，而每个路过的人都像一口悲伤的井。在布洛伊勒[1]报告的一个案例中，患者被人行道上一只孤独的虫子的困境深深打动了，于是他去一家面包店买了一大块蛋糕，让这个可怜的小家伙在里面好好放松一下。

1　Paul Eugen Bleuler（1857—1939），瑞士精神医学家，首次使用"精神分裂症"这一术语。

躁郁症的曲线中包含了保护他人的目的，它可以延伸至各种慈善或援助的行为和项目中，如动物福利或环境保护。肯辛顿花园中著名的精灵橡树（Elfin Oak）有 900 年的历史，雕刻家艾弗·因内斯（Ivor Innes）在树上刻了精灵图案。当斯派克·米利甘看到这棵树时，他对这些雕刻如今的剥落感到不安。诺玛·法恩斯描述了米利甘是如何招募到一队帮手，说服能多洁公司[1]对这棵树进行保养，并让英国涂料公司供应防水涂料，供他在大树救援任务中使用。

米利甘为这次修复的成功而自豪，他喊上法恩斯，去看看这棵树如何焕发出新的光彩。法恩斯描述，"当他离橡树只有几米远"的时候，他的表情先是恐惧，然后变成了无法形容的悲伤。他看到其中一只雕刻的仙女翅膀被人折断了一部分。回到办公室后，米利甘把自己关了三天三夜，不与任何人交流，拒绝进食，感到绝望不堪。当他最终走出房间，法恩

---

1 Rentokil Initial，英国卫生消毒企业。

斯问他为何会如此抑郁时，米利甘回忆了为修复这棵树所付出的一切努力，结果换来的却是有人折断了树上刻的翅膀。他说："我只想写剧本和书，写诗歌和音乐，让世界变得更美好。"

十二

这与躁郁症的另一个古怪特征相吻合。今天，如果一个躁郁症患者出现强迫思维的症状，他们很可能会被给予一种新药物（如氯丙嗪）以消除这种症状。而早期的精神医学已注意到，强迫思维实际上是一个积极的征象，经常会在两次心境发作之间出现，并且伴随着怀疑的成分——"我关水龙头了吗？"——以及各种维持秩序的活动。

47 　　这个现象十分有趣，因为强迫思维可以被理解为一种避免伤害他人的方式，是对自己破坏性倾向的最低限度的治疗。毕竟，认识到爱与恨的共存是一个可怕的命题。如帕蒂·杜克所说，"你很难想象自己生母亲的气，对母亲有恨意"。如果我们既有恨又有爱，难道这不意味着，我们会因为自己的恨，而冒着失去对方的爱的风险吗？

恨意之所以具有如此大的破坏性，不仅是因为仇恨对象实际受到威胁，而且是因为"失去爱"的重大风险。早期对矛盾情绪（ambivalent feelings）的研究倾向于强调定量因素，即有多少恨意。这些研究忽略了一个关键事实：当恨意与某种理想的形象相冲突时，它才是最紧要的。对于向父母猛烈宣泄愤怒或殴打兄弟姐妹的孩子，只有当他们意识到暴力行为意味着在父母面前失去理想的形象，从而有失去父母的爱的风险时，才会对自己的行为感到内疚和愤怒。

弗洛伊德有一位叫"鼠人"（Rat Man）的患者，他被强迫性的动作和仪式行为所支配。例如，他要求自己必须从路边移走石头，生怕行人被石头绊倒；然后再把石头从马路上放回到人行道上，生怕他心爱的马车被绊倒。这种移除然后归还石头的仪式行为，都是为了避免对另一个人造成伤害。然而，这种摇摆不定本身也同时包含了犯罪和消除犯罪的含义。

类似的强迫行为往往是不明显的，因为它们逐渐隐藏在了性格特征中。西奥多·赖克[1]描述了一位因害怕伤害到年幼的儿子而饱受折磨的患者，症状始于某天他推门走进一个房间时，担心门把手是不是撞到了男孩的头。然后他采取了一些预防措施——经常抬起手臂测量到门口的距离——以确保不会发生类似的事情。但他又开始担心：如果被朋友们看到他在讲话的过程中总是抬起手臂，不知道他们会怎么想。于是，他开始用一种生动活泼的方式说话，在交谈中用夸张的手势伸出双臂，指着相邻的物体，或者如同夸张的滑稽表演般张开双臂。这些动作实际上是一种隐秘的测量手段：这种新的、辐射般的动作，实际上是对敌对愿望的伪装，以及他对这些愿望的防御。

强迫思维的症状伴有拖延、仪式行为和怀疑，这表明爱与恨、存留与消灭之间的接近是无法得到适当解决的。由于无法做出选择，个体构建了一种在停滞状态中维持冲突的症状，而敌对的愿望被排

---

1 Theodor Reik（1888—1969），奥地利心理学家。

除在意识之外，但会在强迫思维和仪式行为中回归。在强迫思维的过度关切中，同时隐藏和携带着毁灭的载体。

躁郁症则涉及爱与恨的极端分离。努力避免伤害我们所爱的人，或者否认我们的责任，可能是躁狂发作的基础。斯蒂芬·弗雷两卷本回忆录的开篇都暗示一种修复的姿态，这是偶然的吗？《弗雷编年史》（*The Fry Chronicles*）的第一句话是："我真的必须停止说对不起，这不会让事情变得更好或更糟。"在《摩押是我的沐浴盆》（*Moab is My Washpot*）一书中，我们一开始就读到一个奇怪的故事，讲的是弗雷如何保护一个叫邦斯的小男孩，他是在去寄宿学校的火车上遇到这个男孩的。他在书尾的致谢部分以道歉结束："……我只能说'对不起'和'谢谢'。"

弗雷的回忆录十分出色，可以帮助我们更多地了解躁郁症中的牺牲、修复，以及"债"。他很早就在《摩押是我的沐浴盆》中记录了自己对糖分的嗜好是从童年时对糖泡芙麦片（Sugar Puffs）

49

的热爱开始的："早餐桌是我播种悲伤种子的地方。我确信在这里找到了第一样让我上瘾的事物。"他对麦片的上瘾之后变成了对甜食和糖果的上瘾，最后变成了对可卡因的上瘾。弗雷的外祖父马丁·纽曼是甜菜种植方面的专家。当从西印度群岛和澳大利亚出发的海上航线关闭，似乎预示着有可能爆发一场战争时，英国政府邀请他的外祖父来监督英国国内的甜菜生产。于是他从匈牙利的家乡舒拉尼（此地1920年被并入捷克斯洛伐克）搬到萨福克的贝里圣埃德蒙兹。这次搬迁挽救了他的生命，仍留在舒拉尼的纽曼家族成员都在纳粹大屠杀中遇难了。

弗雷说："如果不是糖，我永远不会出生，但它也差点要了我的命。"糖给了他生命，但代价就是俯首听命。对一种东西上瘾，然后演变为对上瘾本身上瘾。在学校时，他的口味又从麦片转向了甜食。他会偷钱，用来在村里的糖果店买甜食和糖果。对小学生们而言，糖果店可谓禁忌之地。弗雷被这个向他开放的新世界吸引并陶醉其中："各种糖果过剩的甜味，令人眼花缭乱的明亮包装。"店里也出售甘草糖烟斗[1]和椰子烟草[2]，这些元素与他后来对吸烟的热情，以及手持烟斗的夏洛克·福尔摩斯的自我形象结合在了一起。如弗雷自己观察到的："所有的元素都齐了：糖、白色粉末、烟草、欲望、钱，这些禁忌的事物。"

后来，弗雷描述了自己的问题。他提到了一些限制，说："我和匈牙利的外祖父的关系就像匹诺曹与吉明尼蟋蟀[3]一样。他在我十岁的时候就离世了。从他走的那天起，我就不安地意识到，他正在天国为《英格兰国教公祷书》（*Book of Common Prayer*）中所列的我的种种罪过和邪恶低头悲伤。"即便外祖父真的一直在天国看着他"盗窃、说谎和欺骗"，这种目光也不能阻止他犯下罪行。原因也许很简单：这种目光是矛盾的。弗雷引用他外祖父的话描述匈牙利犹太人的唯利是图，"他们是唯一能跟

---

1 一种烟斗状的甘草糖果。
2 一种放入烟斗中烫吸的椰子制品，不是真的烟草。
3 迪士尼动画电影《木偶奇遇记》中的人物。

在别人身后走进旋转门，却又能在别人前面走出来的人"。这句格言几乎在弗雷的所有小说中都有出现（只有一部除外），并且经由某个人物之口说出来。

　　就算弗雷和外祖父的关系很重要，这又能告诉我们关于躁郁症的什么呢？这告诉我们，弗雷描绘的"糖→麦片→甜食→盗窃→白色粉末"的成瘾链是绝对可信的，这种成瘾链并非用于增强，而是用来抑制他的情绪高涨。我们注意到，他选择的麦片是唯一真正有"糖"这个词语的食品："糖泡芙"。弗雷谈到糖泡芙时会想起它的标志性形象"小熊杰里米"，这也许不是巧合。数年后，弗雷已经是个非常忙碌的人物，但他仍抽出时间制作了两个关于秘鲁熊的电视节目。同样地，人们知道弗雷很迷恋苹果电脑，他也告诉我们："我知道外祖父在天上看着我，那就像是我偷过的每一个美味苹果里，那只唯一的大虫。"

　　之后，弗雷描述了他在第一次躁狂发作中如何重塑了自己。在这里如果还认识不到这与他和外祖父的关系之间的联系，就未免太过谨慎了。甚至在几十年后，他仍在用同一套词汇。在乔纳森·罗斯[1]的节目中，弗雷告诉电视节目主持人罗斯"你已经'重塑'了自己"，而他"很高兴看到一位老朋友再次回归"。正如弗雷的外祖父热爱一切英式风格的事物，弗雷小时候总是在游戏中扮演"英国佬"，尽可能地穿上加厚的灯笼裤和粗花呢衣服。弗雷这样描述自己，"我好像是用粗花呢做的"。讽刺的是，他明明是一名匈牙利犹太人，却认为自己应该代表和体现这种英国特性。

但这种身份认同的背景又是什么呢？毕竟，每个人都对家庭成员有着根深蒂固的身份认同。在弗雷说他把生命归功于糖时，他难道不清楚，即使没有糖他也会存在吗？他存在的核心框架是一种"债"。我们可以记得"躁狂"一词来自希腊语"μανία"，通常被翻译为"疯癫"或"狂乱"，然而它的复数形式却让我们想起地理学家保萨尼阿斯（Pausanias）

1　Jonathan Ross（1906—　），英国演员、编剧、制片人。

在著作中指出的复仇女神欧墨尼得斯（Eumenides）的精神含义，复仇女神的功能是：追捕那些，确切地说，没有偿付拖欠之物的人。

十三

　　躁狂者的确在他们的家人和朋友眼前创造了巨大的债务。虽然这是字面意义上的债务，却有一种新的含义：躁狂者直截了当地表明他们负债了，而躁狂发作时的利他主义和自我牺牲则可能是试图偿还或抵销债务的一种尝试。这里的关键是，躁狂者在平时并不能意识到任何负债，直到他们躁狂发作。认真对待这一点意味着，在许多情况下，个人偿还实际经济债务的努力可能只会重启最初的循环。

　　精神分析治疗师亚伯拉罕·布里尔[1]的一位患者用"废除"（cancellation）一词来描述他躁狂时的高涨情绪："我变得非常乐观，似乎所有的责任感都

1　Abraham Arden Brill（1874—1948），奥裔美籍精神科医生、精神分析治疗师，第一个将弗洛伊德作品译成英语。

离开了我，我感到非常自由和快乐。我这一辈子都觉得被条件和环境所束缚、捆绑、奴役，而现在我似乎重生了，进入了另一种人生、另一个世界，那里的人们与以前截然不同。"

布里尔的这个案例特别有启发性，因为这位患者事实上对他弟弟小时候的死亡负有责任。他们的姐姐当时试图在壁炉里煎鸡蛋，结果引发了一场大火，患者的弟弟在大火中遇难。母亲责怪患者当时和弟弟一起待在家里，却没有在逃出去时带上他。患者的躁狂是在一次职业事故后触发的，在事故中，他的一条手臂被压碎，以至于后来不得不截肢。当他低头看到自己残疾的肢体和损坏到变形的手指时，他会想到"那家伙[1]被搞得真惨啊"。在躁狂开始之前，他经历了一种奇怪的分离性症状："我的思想才是我自己，那家伙则像是软弱的弟弟。某种程度上，我要对他负一部分责任。"

在躁郁症中，敌意和破坏的主旨更为直接，而

53

---

1 指残疾的肢体。

责任的问题则可能隐藏在背后。如果躁狂者试图保护他人不受自己的暴力侵害，确保他们的安全，那么在双方之间不是也存在一种责任划分的问题吗？弗雷把自己的生命归功于糖，以及逃出纳粹魔爪的外祖父。然而，如果外祖父本人也认为自己欠了那些被留下的、他没能救出的家人的债呢？而对于凯·杰米森，飞行员的牺牲给被他所救的人带来了一笔债，可能也引发了关于杰米森自己的家族史中死亡责任的问题。

在一个又一个躁郁症的案例中，我们都能发现患者家族前几代人在责任问题上的某种两难处境。通常是躁郁症患者的父母有失去孩子、兄弟姐妹或父母的悲剧经历，而这种死亡的责任问题是仍未解决的。例如在杰米森的案例中，当她处于抑郁时，会没完没了地上网搜索畸形婴儿的图像，并一遍又一遍地思考她一生中做过的所有错事。让她难以忍受的是一种"别人认为我不好"的想法。而当她处于躁狂时，会感到非常有力量，能帮助在她工作领域有抱负的专业人士创业。

触发她躁狂的是她设计的新产品推出的那个时刻，在她想到"我将一些新的东西带到了世界上"的那一刻。在小的时候，她无意中听到了一段对话，得知母亲流产了，她听到"那只是胳膊和腿混合在一起"的描述。我们可以注意到，在情绪高涨时，她会帮助那些她认为是孩子的人；然而在抑郁时，她从未有意识地将对畸形婴儿图像的过度关注[1]与她对自己"曾做的坏事"的忧思联系在一起。你不能直接地向她提出死亡责任的问题，就像不能向她母亲提出一样。如果你向她母亲提了这个问题，她母亲会把流产乃至一切都归咎在女儿身上。

躁郁症患者的临床医生有时会声称患者总是对死亡有一种关注，但与其说是死亡，不如说是对死亡负责的问题。对死亡负责不应该被简单地用"孩子想让父母死亡的愿望"来解释，因为这个问题涉及父母与他们所丧失之物的关系。上一代人无法缓和、刻骨铭心的罪恶感，将萦绕在下一代人的心头，

1　原文为 preoccupation，或译为"先占观念"。

就像债务被转让给了下一代一样。但这些"债"并没有得到某种实际解决。它既没有偏执狂的解决方式("别人应该负责"),也没有忧郁症的解决方式("我应该负责"),而是在躁郁者的情绪高涨和低落之间展开了反复的拉锯战。如果躁狂能让责任消失,那么抑郁则又让它再次回来。

这也有助于我们理解躁郁者奇怪的、围绕着身份认同感的反复摇摆,不是吗?其中一些最常被提及的问题是:我的这种"疾患"究竟应该被视为外来的异物,还是自我内在真实的一部分?在患者接受生物性疗法移除躁狂之后,他们还是他们自己吗?情绪的高涨和低落是否揭示了或掩盖了躁郁者的真实自我?躁郁症应该被视为对自我的构建,还是对自我的损害?这些问题的普遍存在或许一次又一次地折射了责任隐含的不确定性。而不知道躁狂和抑郁是否"属于我",也反映了责任归属不清的困境: 55
责任是我的,还是他人的?而且,在躁狂发作结束后,患者最常见的想法不正是问"我做了什么"吗?

也许,躁狂使这种有意识的内疚感和负债感成了"无须再赎回的"(foreclosure),即罪债"被免除了"。切尼在躁狂中勾引好朋友的男友时,觉得"这有点不对劲,非常不对劲,但我就是想不起来是什么不对劲。他这么美好,我又是单身,还有什么是重要的呢?"。她欠朋友的"债"就在躁狂中被抹去了。正如帕蒂·杜克所说,"当你躁狂发作时,做什么都是没有任何后果的"。听躁狂者讲述他们在发作结束后,重现躁狂时的所作所为时,自己是如何惊恐,实在令人震惊。与好朋友的配偶或伴侣发生性关系、向他们提出性邀约,在躁狂时似乎是完全自然的,只有在躁狂之后他们才承担起全部的责任和后果。躁狂中的滥交通常被简单地视为普遍去抑制行为的例子。然而,除此之外,它不也显示了用来调节社会关系的由罪恶感构成的阻碍被暂时地废除了吗?

费雯丽处于情绪高涨时会玩一个室内游戏,她称之为"杀死婴儿的方法":她让她的客人假装用一些不寻常的方法处理一个不想要的初生婴儿。费雯丽出生之前,她母亲有过一个死胎,而在她出生之后,她母亲还生过一对双胞胎，但他们都没活过一个星期。更不用说费雯丽自己与女儿的疏离，以及她自己曾经历过强烈的被遗弃的感觉。考虑到她过去的这些经历，是什么让她如此愉快地提议玩杀死婴儿的幻想游戏呢？是躁狂中"债"被暂时免去了的想法。而这种死亡的责任会在躁狂之后的抑郁中再次降临，使她完全无法活动。

而这也引出了另一个问题：无论在弗雷的回忆录和他的小说作品之间寻找联系多么有趣，尝试撰写人物心理传记却并不会带来多少新意，因为弗雷本人已经这么做过了。对许多人来说，需要接受多年的精神分析才能找到他们存在的基本标志，然而弗雷似乎很容易就认识到"糖→甜食→可卡因"这一链条。但他做的可不止这些，他居然还把这种极其重要且意义显著的对自己内在的洞察和理解以一种玩笑呈现出来。与其认为这只是伪装或谦虚，为什么不把它与弗雷经常探索的躁郁症的关键结构联系起来呢？

这与临床所见的情况类似。躁郁症患者在心理治疗过程中可能会发现一些极为关键的联系，但针对这些联系的治疗工作却几乎或完全没有效果，就好像这种洞察和自知并没有真正的价值一样。也许这让一些临床医生对治疗躁郁症感到绝望，但它事实上也是一种引领我们通往躁郁症内在逻辑的线索。在躁狂时，决定患者生活的只是一个词语接另一个词语，好像这些词语的全部重量[1]并没有被提取。它们可以轻松地被塑造成纯粹的笑话或轻率的评论，词语重量的巨大影响在躁狂时是缺席的，但会在抑郁时回归。

这种对决定了我们生活的语言——精神分析将这种语言称为"象征物"（the "symbolic"）——的轻率，也许确实是躁郁症结构的标志，能解释为什么躁狂者经常能够在词语之间找到新的、令人惊讶的联系。例如，想想那些有非凡语言技巧的人们吧，如奥斯卡·王尔德、弗雷或最近去世的塞巴斯蒂安·霍

1　指词义。

斯利[1]。他们可以由内而外地创造和挖掘语言，伴随着眼花缭乱的类比和并列。要做到这一点就必须有一种在语言中自由活动、不被它的意义拖累的能力。但当躁狂者转向抑郁时，情况就完全反转了。在抑郁中，患者被语言单一的意义压垮了：我是毫无价值的、不被爱的、有罪的。在躁狂中，意义是松散而不受约束的；而在抑郁中，意义变得沉重而具有限制性。

前面提到的员工建议捷豹公司更改商标的案例，让我们看到了这种对象征物的轻率。当然，类似这样的决策的确时有发生，并能改变公司的未来。但在这个案例中突出的是，这位患者并不认为需要尊重商标和公司之间的长期关系，它们是可以被区别开并被分开对待的。患者的想法中感觉不到商标的象征意义，似乎值得投资的是词语本身，而不是它的基本意义。这种想法在接下来的抑郁中是要付出可怕代价的。因此，抑郁的痛苦是完全合理的，是

1　Sebastian Horsley（1962—2010），英国演员、编剧。

一种报应。正如精神分析治疗师爱德华·格洛弗[1]曾经说过的那样，躁郁症就像"无意识良心"的交替性膨胀和萎缩。

1　Edward Glover（1888—1972），英国精神分析治疗师。

十四

负债的主题也可以解释许多其他的躁郁症现象。一位记者说,当他被"龙卷风般的工作"紧紧抓住时,他的躁狂是很少被他人注意到的。这时,他不会拒绝自己擅长领域内的工作要求,而且总是忙得不可开交。虽然我们可以将系统地接受每一项工作要求视为一种有效利用躁狂"能量"的方式,但这不是显示出一种还债的感觉吗?我们经常从躁郁症患者那里听到类似的说法,特别是在新闻界:他们发现很难拒绝工作要求,尽管这可能是违背专业判断的,但他们害怕让"他人"失望。

还债或许也可以揭示情绪高涨时的高额消费与盗窃的奇怪的相似之处。我们已经知道患者在躁狂中挥霍的钱往往是向他人借的,或是被资助的,而且通常是在消费之后才获得帮助。大多数情况下,躁狂者花费的是他们根本没有的钱。但躁狂者也可以采取另一种形式更温和的盗窃，正如贝尔曼解释的："躁狂的大多数时候，我都尽可能地让自己更躁狂、更接近毁灭，才能获得真正好的快感，比如，疯狂挥霍 25000 美元、连续四天滥用毒品，或者环游世界一次。而其他时候则只需要普通的快感，去杜安雷德便利店[1]偷一支牙刷或一瓶泰诺[2]就够了。"

高额消费和盗窃有什么共同点呢？就当下而言，如果没有资金来支持消费，这可能被看作一种盗窃行为，但这种行为实际上是受到当今市场鼓励的：市场依赖人们提前花掉他们没有的钱。而在另一个方面，这两种行为都涉及从一个重要的地方拿东西，比如从一些特定的商场或精品店里拿东西，这种感觉就像是人在不付钱的情况下买了东西。而躁狂者经常描述他们有一种感觉，即世界是慷慨的、给予的，有一种"取之不尽"的感觉。杰米森写道，在

1　Duane Reade，美国连锁药店、便利店品牌。

2　Tylenol，非处方类复方感冒药。

她疯狂消费时，"如果我想不担心钱的问题，就不会担心，所以我也不担心。钱一定会从某处来，我是'配得上'的，上帝会提供的"。雅各布森的患者说："世界是如此富饶，无穷无尽。"杜克在躁狂中说："我们将成为百万富翁，我们完全相信这一点。"我的一位患者有一天在谈到香烟时说道："抽烟的问题在于，它们总是抽不完。"

　　在躁狂的状态下，这个世界似乎很慷慨、很宽容。这里一切都有，都可以随意拿走和享受。事实上，躁狂者似乎被剥夺了他们社会象征的框架，包括宗教的和经济的。在躁狂中，患者的背景所特有的职业道德、与他们的文化相一致的谦逊或克制，甚至有时连他们的宗教对饮食的禁忌，都消失得无影无踪。他们的活力和能量似乎与这种损失是成正比的：他们摆脱了塑造他们的力量的束缚，他们"重生"了，世界似乎焕然一新，充满希望。

　　不过，即便躁狂发作可以让一个人的背景和过去的"债"被抛下，当抑郁来临时它们又将再次成为重担，把患者压得无法动弹。当亚当斯的朋友善意地告诉他多出去走走，试着去散步时，他们没有意识到的是，亚当斯甚至不能走出自家的大门，他⁶⁰是真的"瘫痪"了。如果躁狂者在情绪高涨时拿东西不付钱，那么当抑郁来临时他会毫无疑问地付钱。"债"是不能随便被免除的，它会以极为有害的致命形式卷土重来。

如果一个人在躁狂中有种不再被评判、无须负责任的快乐感觉，那么现在到了抑郁中，评判以一种强有力的、令人震惊的方式回归。事实上有许多躁郁症患者报告说，在抑郁中，他们曾经做过的所有坏事都会在脑海中一页一页地翻过，甚至包括很多年前的事。这显示出，一个人生活中的任何事件，无论多么微不足道，都可以被拿来为抑郁的谴责性评判添柴加薪。如果在躁狂中，一个人的谈话可以轻松流畅地从一个主题转到另一个主题，那么到了抑郁中，他能说的话就仅限于一遍一遍地重复："我是个混蛋。"

现在让我们再多思考一下高额消费和盗窃的联系。据一位患有躁郁症的男子描述，每当他的期望落空时，他就会去商店行窃。他说："我会勃然大怒，好像事情因为我被搞砸了。而我去盗窃，就像是报复。"注意，这里的重点是：事情是如何被搞砸的，而非或许事情就是被他自己搞砸的。他的盗窃行为从学生时代就开始了，他总是从那些比他拥有更多的、家境更好的富家子弟那里偷东西。

盗窃行为背后的逻辑与他的身份认同问题本身是有关联的："如果我不能成为他们，我就从他们那里拿。"前文提到的那位挥霍之后"总是留下满衣柜还没用过的戏服和道具"的女士，她的躁狂也有同样的公式在发挥作用。她想象的那个男人，即最终为她的消费行为买单的人，属于她一直向往的阶层和文化，即便她自己的背景比较普通。如果说她买的衣服是那个男人希望看到的形象，她通过在她想象的花式派对和马球比赛中创造债务，也让他付出了代价。

至于贝尔曼，他之前为一位纽约艺术家工作，最初从负责他的公关做起，后来逐渐接手了越来越多的代理人活动。那位艺术家成功、自信、富有，而贝尔曼本人正是被这些品质所吸引。很快，他就和这位艺术家的一位助手勾结起来，伪造画作并将其作为原作出售，甚至在作品上伪造签名。而在斯蒂芬·弗雷的案例中，他早期的疯狂购物行为是由偷来的信用卡支持的，这些信用卡来自一个他所敬仰和尊重的英国家庭。可以说，通过他的"重塑"行动，他戴上了外祖父的徽章。我们不应该忘记，这位匈牙利的外祖父对所有的英国事物都很着迷，爱穿英式粗花呢服装，倾向于与自己的犹太文化格格不入的形象。在贝尔曼和弗雷的案例中，我们发现这个公式反复发挥着作用："如果不能成为他们，就从他们那里拿。"

十五

高额消费和偷窃之间的联系也可以从另一个角度来看待:两者似乎都以占有(possession)为目标。早期的精神医学经常注意到躁郁症患者对获取物品的兴趣,无论是在躁狂中购买的物品还是在住院期间收集的物品。正如葛利辛格医生观察到的,他的病人收集、积累和盗窃物品。这难道不是在否认或补偿他们曾遭受的损失吗?

在很多案例中,痛失亲友会诱发躁狂,而对丧失的否认通常被视为主要的防御机制。不过与此同时,失去所爱之人让我们面对他们之于我们的意义,以及我们之于他们的意义。除了明显的否认主旨之外,躁狂或许还有更深层的担忧,那就是保护我们所爱的人,即使他们已经离开我们或已逝去。毕竟,他们是为我们而存在的,即便他们已经不在这里了,但在精神上仍继续为了我们而存在。为了让他们不受伤害，也许可以为躁狂的利他主义提供一部分解释。

帕蒂·杜克会在躁狂发作时跑遍全城，心急如焚地把她所有的东西放在保险箱里，从纸巾到耳环。我们注意到躁郁症患者常常报告他们给植物浇水过多，可能会想到这也是出于同样的修复目的，即保护某些事物的安全的目的。躁郁症患者无处不在的强迫性的整理和保持秩序的现象，在这里也可以被看作是在努力确保事物处于正确的位置上，是安全且不被伤害的。

因此，在躁狂中存在一个真正的两难困境，即如何在保护和破坏之间维持平衡。躁郁症患者必须保护某些东西不受自己的愤怒或自毁倾向影响，他们不愿在爱与恨、毁灭与仰慕纠缠的混乱与动荡中挣扎，而是选择了一个更极端但也更清晰易懂的解决方案：将爱与恨一分为二，这样就不会相互污染了。63而事实上这意味着，在躁郁患症者的世界中，人们要么是魔鬼，要么是天使；要么丰盛满盈，要么全然空无。

正如克莱因所观察到的，躁郁症患者努力让积极和消极的特质彼此分开。但躁狂现象本身会不会就是当这两者靠得太近时发生的事情？如一位躁郁症患者如此解释，当"一些事糟糕到让人无法思考，一些冲突变得太过剧烈"时，她的躁狂就会发作。由于无法将这些冲突的意念象征化为实际的冲突，它们就被分裂了。也许这就是为什么愤怒和受挫感在这里如此重要，一个病人说："当除了狂怒以外的情感都不复存在时，它就会变成欣快。"对她来说，这种躁狂是"经过提纯的狂怒"。当被问到什么会诱使她的躁狂发作时，她立即回答道："当我对喜欢的人生气时。"

爱与恨的分裂可以有多种形式。另一位躁郁症患者描述了她母亲的情绪变化是多么令人难以忍受，以至于很容易让她觉得母亲是两个不同的人。既然她有一个好母亲，又有一个坏母亲，她就可以把爱送给好母亲，把恨引向坏母亲。杜克描述了她常常向上帝祈祷，希望她极度抑郁的母亲在走出自己的房间时，会变成上周亲爱的妈妈。

这种观念的分裂或许对躁郁症中"世界就是乳房"[1]这一简化概念有影响。有学者认为：躁狂的情绪高涨会让患者重复被好乳房喂养的体验，而抑郁则使人重复被坏乳房喂养的体验。然而，就算在躁狂状态下，供应看起来是无穷的，在抑郁状态下看起来又是耗竭的，我们也不能仅仅将之视为对哺乳的乳房与干涸或缺席的乳房的反映。事实上，这正否认了这样一个事实——正如克莱因所说的——即乳房既是给予的，又是不给予的；既是令人满足的，又是令人沮丧的。在躁郁症患者眼中，乳房要么是"完全供应"，要么是"完全不供应"，而不是"既可以有，又可以没有"。

64

1　克莱因认为，人类最早的客体关系是婴儿与母亲乳房的关系，当乳房无法满足婴儿的饥饿需求，婴儿便会产生被剥夺和破坏的感觉，经由投射的心理机制过程，乳房（母亲）被分裂为好的和坏的。

十六

　　躁郁症是一种"在更混乱、更痛苦的矛盾中，维持一种基本的区隔"的努力。这也许就是双相的真正含义：双相不是当代精神医学急于病理化的个体心境的摆动，而是个体对一种初始的"双相性"的探寻，对那条将特质分裂的基线的探寻。当研究人员讨论哪里算是日常情绪转换的结束，哪里算是双相性的开始时，他们忽略了这一关键点：躁郁症恰恰是试图创造这种极端的两极，试图创造一个对立的世界。因此，试图在情绪波动中寻找双相性是没有意义的，除非患者本人想这么做。

　　因此，躁郁症中看似极端的行为恰恰是纯化极端的方式：灰色必须分为黑色和白色。正如特丽·切尼所说："躁狂不仅给了你追求极端的欲望，也给了你追求极端的能量。"二元事物（binaries）的两极之间必须保持清晰的界限，双相性与其说是情绪的摆动，不如说是个体为了保持两极之间分离的努力。切尼告诉我们，躁狂不仅仅是一种"疾病"，它也是一种思维方式："世界就应该是这样的，不然就应该是那样的""男人要么给你安全感，要么伤害你""他们不是神，就是恶棍……"

这让我们看到，双相性似乎提供了一种解决方案。有位患者描述了她的一次躁狂发作。她在地铁里看到一个长得像自己母亲的女人在读一本名为《天使之灵》（*Angelic Spirits*）的书。对她来说，这就有了矛盾。因为天使们都是善良的，但她一直认为她的母亲是一个"灵体"——是被邪恶的力量占据的邪灵。因此，"天使"与"灵体"必须分开，而融合它们是不可能的，这诱发了她的躁狂。在随后的躁狂中出现了许多成对的二元事物，可以被看作保持两极分离的方法。

另一名患者描述了她在住院时如何"使用象征"来重获平衡。她认为"阳光是坏的，而夜晚的黑暗是好的"。然后，她用这些词语来生成词语集，让所

65

有的坏东西都用阳光来象征，所有的好事物都用黑暗来象征。之后，她整夜不睡觉，直到阳光初现才入睡。就这样，好与坏被她实际地分开了。她会尽量在光明和黑暗之间的界限最不稳定的时候入睡，例如在黄昏或日出时。

我们还记得前面所讲的米利甘与精灵橡树的故事。也许，当米利甘发现仙女的翅膀被折断，使得整个大树修复工作被玷污时，他没有感到悲伤和愤怒，而是陷入了绝望的旋涡。坏东西不能污染好东西，对米利甘来说，这是绝对的：好与坏必须从类别上就被明确地分开。

这种区分也可以被看作是处理我们先前提到的责任问题的一种方式。折断的翅膀意味着米利甘失败了，他的"债"也没有被免去。此时，责任像一列货运列车一样在他身上碾压过去。翅膀被折断不是故意破坏公物的人的错，也不是某个粗心孩子不小心犯的错，而是米利甘自己的错。他当时所感到的巨大的罪恶感表明，这变成了来自他或这个家庭过去的其他东西的载体。

任何涉及暴力和仇恨的情况都可能激起这种责任感的主旨，随后被唤醒的是保护"他人"不受伤害的重要性。正如一位患者说的，"重要的不是攻击性，而是人们会认为这是我的攻击性"。害怕他人会认为自己是暴力的，仿佛一种和平主义的理想必须被不惜一切代价地维持。既然利他主义行为的目的是为这种理想提供保证，那么任何敌对或失败的暗示都可能是毁灭性的，它会让躁狂者面对一种永远无法完全承担的责任。

最常见的保护他人的方式之一就是将他们理想化，这一点在躁郁症患者的回忆录中得到共鸣着实令人惊讶。如果你读到那些被贴上"精神分裂症"标签的人的自述，其中的内容往往会包含对主流价值体系的批判。然而，我们发现在躁郁症患者的自述中，对主流价值的认可总是多于批判。如果他们在某些页面中描述了对精神卫生工作者和药物治疗的失望，后面几乎又总是会附上这么一句话：

"然后，我遇到了最好的医生。"

"然后，我遇到了最棒的治疗师。"

"然后，我找到了最完美的药物。"

杰米森的自传就是一个例子。在许多方面，这本书就是对锂盐的超长道歉信，伴随着对"科学"和好医生形象的理想化。在她过山车般的经历中，总能找到对某些医生、药物治疗师的赞美。在不否认药物真实价值的前提下，我们很容易猜测，帮助她的不仅仅是医生或药物，也包括这种"理想化"所具有的实际功能。看过这么多专家、读过这么多书、用过这么多精神卫生服务的人，居然还能躲在这种"科学"能解决一切的想法后面，这真是非同寻常。

精神分裂症患者经常质疑某些权力结构，而躁郁症患者可能会反过来投资这些具有不容置疑的权威的个体或机构。赖希曼和她的同事指出，任何治疗精神分裂症的治疗师都必须尊重患者在一定程度上"排斥、怀疑和脱离传统价值观"的需求。相反，对于治疗躁郁症，"治疗师必须帮助他们突破对家庭或其替代品的依赖，重新评估家庭的传统"。躁郁症患者并没有放弃对"他人"的信仰，因此，治疗师们认为，治疗的重点应该放在质疑传统，并逐渐瓦解那些仍发挥作用的理想化权威。

这种理想化也可能是一种人为的"债"的形式。当杰米森告诉我们"我欠了我的精神科医生很多'债'，无法形容地多"时，我们可以从字面上理解：理想化也可以是构建"债"的一种方式。如果躁郁症的核心是"债"被免除，那么重新设计新的"债"就是有意义的，特别是当"债"很庞大的时候。在一些案例中，患者对某些权威的亏欠感可能有助于病情的稳定。如果不适当地考虑每一个案例中理想化的作用就直接反对它，就难免过于仓促了。

这可能也与对完美的普遍追求有关，许多躁郁症患者都有过这类体验。当孩子面对父母的这种矛盾性，不知道下一次见到他们时自己会被爱还是被忽视时，他可能会建构出一种理想主义："我和父母都是完美的"。如果个人的完美需要认同一个理想形象，即符合我们想象的父母希望我们成为的样子，那么父母的完美则意味着否定母亲或父亲的摇摆不定。类似的过程在这个人之后的生活中通过父母的替代品继续发挥作用，替代品则是那些有着"始终如一的仁慈目光"的人（例如医生、治疗师、朋友）。通常这个人会和他们保持一点距离，让他的理想得以延续。毕竟，过于接近意味着不可避免的失望。

当事情进行得不顺利时，患者可能会努力地诉诸这种理想，这种理想可以是一个完美的男人或女人，有时也可以是家或某个物体的"完美"状态。杜克描述了她如何尽自己最大的努力为家人创造完美的膳食或假期，但每当这种理想遭到损害时，她就会变得更为愤怒。"我曾期望一切都会完美，那些永远无法实现的期望。"然而，这并不是简单的受损或缺乏，而是灾难性的："既然这个地方不是我想要的，那它就是坏的。所以我要把它彻底弄坏。"她会撕下装饰品，摔盘子，或者用菜刀砍厨房的烹饪台。 69
接下来她会努力修复，使之再次达到完美的状态。

十七

　　如果躁狂是一种试图将好与坏分开的方法，那么对在情绪高涨开始消退时会发生什么，我们就有了线索。很常见的是，患者通常是在偏执的思维形式中，通过一种集中式的仇恨平静下来。在经历了躁狂的情绪高涨的喜悦和热情之后，患者会憎恨一个在很多年前曾负愧于自己、搞砸了自己事情的人。尽管这些想法是非常令人不快的，但仍然时刻困扰着他。他会说："我每五分钟就想到一次那只老鼠。"复仇的幻想在他的脑海中构建，他一遍又一遍地想象着这些幻想被付诸实践。

　　在另一个案例中，一位躁狂发作的女士描述了当从情绪的高涨"跌入到衰退"时，她对酒和毒品的渴望如何转变成一种凶残的幻想。起初，她感觉自己对白天遇到的人有攻击性。然后，她体验到一种对酒精和毒品的渴望。随着夜色愈深，这种渴望又变成了另外的场景。在这些场景中，她会狠狠地用鞋跟碾压某个女人的脸，她听说这个女人有虐猫行为。原来，她一年多前就已经听说了这个女人的行为，但直至此刻才在她的复仇幻想中浮现。

这些消极的想法本身看上去就是需要治疗的，确实，医生们常常用药来缓解此类想法，但认识到这些想法的功能与价值同样是很重要的。无论这些想法多么令人痛苦，它们是有功能的，可以保护患者远离更糟糕的事情。据亚当斯描述，他在一部戏的制作过程中对进入消防通道越来越痴迷："我肯定是对的，而其他人都错了，这就是无论如何我都无法放弃的原因。"虽然这个想法导致了与团队其他成员的争吵，但也许它的最终价值是治疗性的。

我们也能想到米利甘在职业生涯中的许多争吵的经历，特别是他在哈罗德商店[1]或BBC任职时。他把精力和时间投入到关于"白色信封的白色该有多

_____

1 Harrods，奢侈品百货公司，总部位于伦敦。

白"，或一些更大的话题的争论中，例如拯救当地树木或濒危物种。他会说："别让那些混蛋跑了。"我们应该记住，所谓竞选活动，不是仅仅选出"好"的那个，还要树立一个"坏"的敌人：不仅是为了某个原因而战，还要与某些机构或个人作战。树立一个新的迫害者，有助于躁狂的平息。

树立迫害者是一种简单的解决办法，因为它把"坏"的概念组织了起来，放在了自我之外，把"坏"从任何被认为是"好"的东西中分离出来。尽管这有时会引起与邻居、商店或机构的各种纠纷，有时它也能通过更为普通的形式进行表达，例如打扫一次卫生。你很难找到一个躁郁症的病例将这类活动完全看作不重要的，也难以找到哪一本躁郁症患者的回忆录没有提到类似活动。虽然这可以被解释为患者以家为象征的、对母亲身体的一种修复行为，但我们也可以将其看作创造一个基本的二元性的方式，把"好"与"坏"、"污秽"与"洁净"分开，这种分裂会给抑郁性愤怒的强度带来影响吗？

费雯丽常常会突然做出决定：自己在诺特雷的

住所必须一尘不染，然后便开始马拉松式的清洁和抛光。有一次躁狂发作时她人在纽约，开始从地毯上挑拣想象中的泥土，直到被注射了镇静剂才停止。贝尔曼则会毫不留情地打扫公寓的每一寸空间，直到所有的污垢和灰尘都被清理掉，他才会感到一种奇特的满足感。在住院期间，亚当斯会奔走游说，要求医疗信托基金的管理层对病区进行适当的清洁。

强迫思维的症状也可以从一个新的角度来看待。如我们前面所看到的，清洁和维持秩序当然可以作为处理疑虑的一种方式，但也可以作为一种将事物一分为二的基本方式。正如在躁狂中两种特质必须被分清，清洁的目的是区分洁净和污秽。这是另一种划分空间和在两个事物之间建立边界的方法，这样它们就不会互相污染了。

亚当斯的奔走游说结果成了医疗机构管理层和患者之间的裂隙不断扩大的一个悲惨证明。在双方互通了一叠信件之后，一位信托公司的高管总结道："我们认为，病区的清洁程度总体来说是远高于行业标准的。虽然我确实理解，在一些顾客看来情况可能并非这样。"这多么奇怪啊，亚当斯指出，那些因为自己的现实观被认定为错误而感到困扰的患者，72 还要被告知地毯只不过在他们的眼中是脏的，这只会加深他们的"现实"和"幻想"之间的隔阂，而住院的目的原本是为了修补它。

十八

如果说偏执思维有时能预示躁狂发作即将结束，而且可能有保护作用，那么它防范的究竟是什么呢？杰米森说，她情绪低落时，"几乎每一根血管都要承受极度的痛苦"，这是一种"残酷的、无情的痛苦"。在某些躁郁症病例中，这种痛苦可能会导致自杀。我们已经看到这样的情绪低落是如何被理解为报应的，一个人的负"债"感在抑郁中回归了，并一直渗透到他们身体的每一块肌肉，内心的每一个角落。

精神分析师在这里常常错将忧郁症与躁狂混淆，不伴有躁狂的忧郁症与躁郁症中的情绪低落有很大的差异。贝尔曼指出："与大多数精神科医生认为的相反，躁郁症中的抑郁与单相的抑郁表现完全不一样……我的抑郁发作有如同龙卷风般的快节奏，很快就将我卷入到黑暗狂潮的恐怖中。"另一个事实似乎也反映了这种差异：虽然在 19 世纪曾存在过"躁狂–忧郁症性精神病"（manic-melancholic psychosis）这一术语，但它从未成为主流。这似乎代表医生们有某种程度的共识：各种情况中的抑郁并不能简单地等同于忧郁症。

对杰米森来说，她的抑郁是一段充斥着"疯狂和可怕的坐立不安的时期"。她的思想被"浸透在可怕的声音、腐烂和死亡的图像中"。她小时候目击飞机撞毁时的烟雾和火焰带有"死亡的特质"，这种"特质"总是在这里，并"以某种方式融入了生命的美好和活力中"。她的思想会不间断地转向死亡的话题："就算我要死了，又会有什么影响呢？生命的奔跑只是短暂而无意义的，为什么要活着？"这让她精疲力竭，甚至早上几乎起不了床。她描述了自己曾如何"拖着疲惫的身心在当地的公墓徘徊，反复思索着每块墓碑下的居民在迎来最后一刻之前都活了多久"。她说："这一切都在提醒着我们，繁花落尽终将归于尘土。"而对米利甘而言，抑郁是：

痛苦实在太多，

宛如千万寒冬

凛冽刺骨，

通耳入颅的

是正在向我靠近的

死亡的低语声。

　　这里谈及的是短暂而无意义的生命特征。人类的努力和成就不足挂齿，因为我们都将归于尘土。当死亡的幽灵入侵躁郁者的思想时，生命的光辉也突然暗淡。而忧郁症中的抑郁则截然不同，它们围绕着道德、精神或身体毁灭的想法。处于忧郁症中的人对自己怒不可遏，反复地自责和抱怨，不愿放过自己犯下的罪行或过错。

　　很明显，在躁郁症中也存在某种罪恶感，但与 ⁷⁴忧郁症相比，前者有它的独特之处。当忧郁症患者抱怨自己被毁灭或破坏时，他们会将毁灭的过程归因于自己，而躁郁症患者则会将这个过程归因于自我之外的事物。这是"我毁了他人"和"他人毁了我"

之间的区别。尽管这两种观点中都有"无价值"和"毁灭"的观念，但侧重点是不同的。同样地，忧郁症患者经常对过去发生的某些行为感到内疚，但有意思的是，躁郁症患者却经常把灾难放在未来——某种可怕的事情将要发生。

当躁郁症患者觉得自己毫无价值，极度鄙视自己的时候，他们的自责并没有那么坚定，也并非坚持要将自己的过错公之于众。这些特征对于正确诊断躁郁症，并将其与忧郁症区别开来是十分重要的。在忧郁症中，人把过错推到自己身上，坚决地进行自我贬低和责难；而在躁郁症中，过错是摇摆不定的。在躁郁症的低落情绪中，个体不仅体验到自己的错误和不佳表现，也体验到他人的错误和不佳表现，以及他人让自己受到的种种委屈。因此，复仇幻想是躁郁症的常见特征，而不会在忧郁症中出现。帕蒂·杜克在极度沮丧的时候，不仅惩罚自己，也将责任归于他人："我会有很多不同的想法，从责怪别人到渴望绝对无法达到的心灵平静。"似乎愤怒不能完全被罪恶感吸收，因为躁郁症中的罪恶感并没有像在忧郁症中那样，具有达到妄想程度的固定性。

两者还有另一个重要的差异，躁郁症患者在抑
郁时通常有一种瘫痪感，就好像连最简单的日常决
定都无法做出，例如：起床后应该穿什么衣服？吃
什么东西？往哪个方向走？当有人问候时该怎么回
应？在躁狂中，决定似乎是自动做出来的，而在抑
郁中，一切似乎都冻结了，做决定变成了不可完成
的任务。我的一位患者说："并不是我不能做决定，
只是做决定的'我'不存在了。"

如果说个体的"我"在忧郁症的抑郁中被当作
一个有害的东西，因而是明显在场的，那么在躁郁
症的抑郁中，它被抹除了。一位患者描述说："我觉
得失去了自我，我只想静静地躺着，远离现实世界。"
另一位女士描述说："我只想躺在那里。我只是停了
下来，好像我的灵魂中间有一个洞。"而费雯丽在情
绪低落的时候，感到自己"像某个东西，比如一只
阿米巴变形虫，静静地躺在海底"。与这种空虚感相
比，很难不去想象躁狂中感受到的那种强烈的身份
认同感是多么有吸引力。

躁郁症的抑郁或许是瘫痪的，却未必是缓慢的。许多躁郁症患者体验的抑郁具有霹雳般的快节奏，这或许验证了我们讨论过的躁郁症的目标之一——将两种特质彻底分开——是不可行的。"躁郁"这个术语再一次暗示我们：抑郁本身就可能是躁狂的。当然，这里还有很多其他的临床变量，但单一的心境摆动模型（pendulum model），即从一种状态到另一状态的摆动，应该受到质疑，正如许多躁郁症患者所指出的那样。事实上，20世纪早期的精神医学已经注意到，所谓的"混合状态"（mixed states），即躁狂和抑郁的混合状态，可能比单纯的躁狂或抑郁更为频繁。患者的情绪可以在几秒钟内从销魂的狂喜（ecstasy）变成绝望。

一名男子形容他的混合状态"就像在切歌一样"。他坐下来还不到30秒，就感到一种强烈而痛苦的受挫情绪。"这比任何的抑郁都严重，"他说道，"你无法形容这是快乐还是悲伤。"我们在这里注意到，混合状态的恐怖是如何与二元性的失败相联系的："既不是快乐也不是悲伤"再一次地表明了，在二元事物间产生的"对比"与"分裂"，可能就是躁郁症旨在寻求的解决方案。如另一位躁郁症患者在发现了一对二元事物后说的："高涨并非是快乐的，其实'高涨'和'低落'都不是正确的词，它更像是'快'和'慢'。"

简·保利描述了在混合状态下她"情绪的潮汐"是如何"同时向两个方向奔涌"的："这感觉就像脑海中进行着一场微型摩托车越野赛。"而杰米森也描述了一种"低落心境融合了高度激情"的强烈情绪，她正确地质疑了躁狂和抑郁之间存在的僵化界限，写道："将躁狂、抑郁两种临床状态这样'极化'，与我们所认识到的躁狂-抑郁性精神疾患犹如'在锅内搅汤'般的波动性质是截然相反的。"躁狂可能只是抑郁的一种极端形式，这是弗洛伊德的学生首先提出的。克雷佩林推广了躁狂-抑郁性"精神失常"的概念，他总结道，认为一个人"不是躁狂就是抑郁"显然是不正确的。这样的分类是"人为且任意的"。

事实上，我们的论述表明了，如果躁郁症是一种个体致力于将二元事物彻底分开、分别对待的努

77

力，那么混合状态可以被看作原始的、基本的心理状态，而不是某种病理性的副产品。杰米森所描述的僵化的分离，也许正是躁郁症患者所寻求的，但在大多数情况下却无法实现。切尼精彩地描述了躁郁症中对混合状态的体验："我充满了不安和无法挥霍的精力，它们无处释放，使我想向前挥拳，击打一些东西。最好是那些会被打碎的东西，它们会在清脆的声音中碎成 1000 个漂亮碎片，让人感到满足。"此时她有着躁狂的精力充沛，但没有躁狂的欣快感。她觉得非常需要击打什么东西，但当她真的打了当时和她在一起的那个男人时，她立刻后悔了：虽然必须打什么东西，但"我从来没想过打你"。

唯一能让切尼感到松一口气的，是打碎玻璃或瓷器的声音，她一个接一个地打碎茶杯。她写道："只有极少的事物能在躁狂和抑郁的致命冲突中幸存下来。爱肯定不会幸存。爱太脆弱了：它是一扇观景窗，只乞求着被打碎。"我们可以把这段话与她第二本书中的一段记忆联系起来，当时她父亲选择了和母亲而不是和她出去吃饭，她伤心极了，打碎了一面全

身镜,玻璃碎片散落一地。在这个时刻,切尼认识到,
她"谋杀了母亲的声音",因为这个声音对想要跟
着父母的她说了"不"。

　　这个案例中,切尼的躁狂也许是对母亲的排斥,
但在她的叙述中更引人注目的是爱的脆弱性。躁狂
通常伴随着一种普遍的、广博的爱的感觉,然而现
在它被描述为仅仅是一扇观景窗,等待着被打碎。
我们从切尼的回忆录可以得知,她躁狂时的情绪高
涨与她充满活力、热情洋溢的父亲有关,被卷入父
亲的计划是她童年的一个关键部分,我们也感觉到
她的热情是她与母亲保持距离的一种方式。她对父
亲的爱建立在他们共同而脆弱的情绪高涨之上,这
对于逃离母亲是至关重要的,但也是注定要瓦解的,
就像我那位患者的航天飞机一样。

　　爱越脆弱,也许就越需要投入。这可能是我们
发现躁郁症患者具有非凡的忠诚感的一部分原因。
即使他们可能受到某些重要人物的虐待、冤枉或诽
谤,也仍然会保持忠诚。虽然,他们会因为更小的
罪责而抛弃自己的伙伴。他们似乎紧紧抓住了一份

爱，这份爱能把他们从某个危险而恐怖的地方——在其中他们可能会随时被遗弃——拯救出来。因此，他们拼命地确保存在这么一个能体现这份爱的人，这个人可能是情人、医生或治疗师。

这让我们注意到，"区分混合状态下的两种过于接近的特质"看似是这个心理冲突最为正确的解决方案，但不可能成功。为什么呢？原因正如克莱因和拉康[1]所观察到的：如果试图在二元性的心灵中建立某种平静，需要将其转变为三元性，而这种转变是辩证的，几乎总是伴随着一种悲伤的情感效应。个体若停留在一个二元性的领域里，除了在两者之间摇摆外，别无选择。当它转换为三元性[2]时，就产生了某种意义，同时一种丧失也被引入个体生命，

---

1 Jacques Lacan（1901—1981），法国作家、哲学家、精神分析治疗师。他对现代精神分析理论做出了实质性的贡献。

2 指孩子、母亲和父亲组成的三角关系，即孩子的心理发展过程从母婴二人阶段迈入父亲参与的三人阶段，从而引发嫉妒和被排斥的感受，学习分离和丧失的议题。而拉康在此基础上提出，此现象可被视为理解内心三角关系的隐喻，提供了以第三者的客观视角看待自己的可能性。

形成一个三角结构。

一位女士在躁狂发作时，用过剩的精力仔细地记录下自己的思想运动。除了写下很多页的文字记录外，她还画了一张关于自己躁狂-抑郁的图表。在这个圆球形的图中，最顶端写着"自杀"，最底端写着"谋杀"，围绕着赤道的是一片狭窄的安全空间，但只有将两极与球的核心相连，才能真正地到达这片安全地带。她说，这三者必须结合在一起，"但我永远也搞不懂这如何实现"。之后她会花上几个小时，试图给一张图画的脸同时配上三种不同的面部表情，却没能找到合适的方法。这位女士说，躁郁症是"试图解决一场冲突"，使两个状态保持分离，但如果没有第三方某种形式的调解，这最终是不可能实现的。

十九

现在我们来讨论最后一个问题：躁郁症的环性（cyclicity），或周期性（periodicity）。这一般被认为是躁郁症具有潜在的生物学基础的依据，即使是最倾向心理学理论的学者们也认可这一点。例如，精神科医生哈利·沙利文[1]承认大多数精神病有心理动力性根源，却仍认可躁郁症是存在某种生理性基础的。而对许多临床医生来说，情绪变化的周期性是如此令人困惑和隐晦难懂，以至于他们会诉诸躯体性的解释，似乎这样做就能够回答躁狂和抑郁的时间和节律问题了。

其实，这种理解困境本身也提供了理解它的线

1　Harry Stack Sullivan（1892—1949），美国精神科医生，他为精神医学的人际理论做出了贡献。

索。当你在患者发作时询问他"为什么会发作"，患者往往不会回应，就好像他默认发作是没有原因或诱因的。但另一种可能是，他无法与你产生联结，是因为他正处于无法联结的状态中。20世纪40年代的医生们描述了一种现象，弗洛伊德的学生桑多尔·费伦齐[1]将其称为"周年纪念日反应"(anniversary reactions)，即患者在一件重要事情满周年的那一天会出现各种躯体症状。关键在于，出现这些症状的患者没有将症状与日期联系起来，正是因为他不记得这个日期的意义，所以才会出现躯体症状。

一天早上，一位女士醒来时感到背部灼痛。她无法移动，在接下来的几个月里，不断有医生和治疗师上门来看她，试图诊断出哪里出了问题，并找到治疗的办法。有一天，一位心理治疗师来看她时，她提到自己做噩梦已经有一段时间了，该治疗师便建议她找我聊一聊。我们进行了一次

---

1 Sándor Ferenczi（1873—1933），匈牙利精神分析治疗师，对精神分析理论及治疗技术实验做出了贡献。

普通的对话，不是严格意义上的精神分析。我首先问她，醒来后出现背痛那天的日期对她是否有特别的意义。她想了一会儿，然后回答"没有什么意义"。

随后我们聊到她的噩梦，其内容是单一主题的不断变化：她梦到试图关闭手提箱或把东西收到包里，但总是不能成功。我们聊到她过去的经历时，与梦的内容发生了特别的呼应。在战争期间，她还是一个孩子，被迫离开她的母亲，之后再也没有重聚。而噩梦的场景正是关于无法真正地离开，她无法关上手提箱或将行李收入囊中，这意味着她哪儿也去不了。

我们再次回到日期的问题时，她既恐惧又惊奇地意识到，她醒来后出现背痛那天的日期，正是在战争中与母亲分离的日期，离开时的内疚感产生了这种症状。这里值得留意的是，在我最初直接问她的时候，她并没有意识到这个日期有任何意义。经过之后的对话，这种联系才变得清晰起来。在她没能把两件事联系起来的时候，症状就出现了。

81

所谓心境，就其最简单的形式而言，正是"无法将两个想法联系起来的困境"。如果我们醒来时有一种阴郁而紧张的心境，我们可能会意识到这是因为今天不得不打一个不想打的电话，或昨晚做了一个可怕的梦。在类似的联结被建立之前，这种心境是不会消散的。作家丽贝卡·韦斯特[1]在看到延绵的山脉时，总是会陷入痛苦惆怅的悲伤之中。只有当她把这与铜价跌跌涨涨的图表联系起来时——在她小的时候，父亲在早餐时总会焦急地细看这些图表——这种心境才会随之消散。

许多关于躁郁症的描述都具有"无历史" 82（ahistorical）的性质[2]，这支持了"无法将两个想法联系起来"的理论。杰米森在回忆录中描述自己的童年是"又快乐，又毫无波澜"的，但同时我们既读到了戏剧性的事件，又读到了行为有问题的父母。虽然这里有两条叙事的线索，但它们之间的联系却

1　Rebecca West（1892—1983），英国记者、作家，她报道了纳粹在战争中的罪行。

2　即无法从过往经历中追溯诱因。

133

没有被提及。然而，过往越是无法被追忆，躁郁症的心境摆动就越显得随意和偶然，仿佛只有生物学才是身体时钟的名字。另一方面，我们可以将这些心境的摆动视为难以铭记过去的结果，它们往往围绕着一个不可能的点，在那里，某些东西无法被象征化或进行精神层面的加工。

我们可以想到弗雷的祖先在纳粹大屠杀中的遇难，或者贝尔曼在回忆录中奇怪地提到了难民营。事实上，贝尔曼的回忆录是以一种购物清单的形式开始的，上面有 25 个项目，除了"美黑沙龙""购买锂盐和百优解"和"买一条狗"之类的普通任务外，还包括看似不甚协调的"参观奥斯威辛集中营"和"制作纳粹大屠杀纪录片"。赖希曼和她的同事强调，在一个充满敌意的世界里，躁郁症患者被期望着提高家庭或家族的威望，成功和融合的理想既指引着他们，也摧毁了他们。这难道不是经常伴随着忘记历史、超越过往的迫切需要吗？在躁郁症中，它们会报复性回归。

我们在帕蒂·杜克的案例也看到了这一点。她很小就与家人分开，被一对渴望经营她演艺事业的夫妇收养。有一天，这对夫妇告诉她，她必须改名，他们告诉她："安娜·玛丽亚已经死了，你现在是帕蒂了。"甚至连她的讲话方式和口音都必须改一改，因为她已经是一个乖孩子，被精确地指导该说什么、做什么，每天被迫练习几个小时。"我被剥夺了我的父母，被剥夺了我的名字，最终连宗教信仰也被剥夺了，他们把我变成了一张白纸，想写什么就写什么。"在人生之后的时期，她的过往以情绪高涨和低落的形式回归，这真的令人惊讶吗？

类似的过往问题在简·保利的案例中也很明显。她的第一次躁狂发作据推测是一种抗抑郁药和一种治疗她奇怪荨麻疹的类固醇用药诱发的，鉴于这两种药物都有诱发躁狂的风险，这个解释似乎是不证自明的，却没能让保利完全满意。她说："有一天我突然想到，我第一次出现荨麻疹的时候已经在《日界线》（*Dateline*）[1]工作了。我回去查找 1999 年

1　美国全国广播公司（NBC）在 1992—2011 年间播出的新闻节目。简·保利任该节目主持之一约 12 年。

3月的电脑文件，发现十几个文件都有相同的命名：
"爸爸"。

这件事发生的背景是她参加了一个名为《寻根》(*Roots*)的电视节目，节目考察了她的家族史。她记得在因荨麻疹住院的第一个晚上，她一直在想她的父亲，在读莫斯·哈特[1]的回忆录《第一幕》(*Act One*)时，她的荨麻疹发得最为猛烈。这本书曾在她父亲的床头柜上放了好多年，引起过她的好奇。现在她因荨麻疹住院，终于重新读了这本书。读完后，她紧接着说了一句话："我得了荨麻疹 (I broke out in hives)[2]。"保利随后意识到，她的荨麻疹与悼念死去的父亲有关。

保利对自己过往的再现让我们能够理解她的躁狂为何发作。而作家们的自传，如切尼和弗雷的作品，则表明了躁郁症看似任意的循环，其实并非是偶然发生的。这里有一个整合历史的困难，似乎不能有

---

1 Moss Hart（1904—1961），美国戏剧家。
2 双关语，另一层意思为"我逃到了荨麻疹里"。

意义地涉及与过往的联结。因此,躁郁症有明显的"无历史性质",心境的摆动有时似乎是无迹可循的。

但这种摆动有时也与周年纪念日有明显的关联,例如一位患者在某月出现了严重的抑郁,而在多年前的同一个月份他痛失所爱之人。当一个人的生活中出现无法整合的元素时,躁狂也会被诱发。例如,对所爱之人的、不容易处理的愤怒,或没有被恰当铭记的罪恶感的提醒。如果把躁郁症看作一个分式,将上述因素作为分子,那么在它们之下的分母就是一种飘浮的责任感,常常是对死亡的责任感。责任感在这些困难的时刻被召唤而来,却永远无法被完全掌握或压制。整合这些元素的难题产生了一种无处不在的整合感。当躁狂发作时,一切是有意义的,一切都是互相联系的。但随着躁狂的弧线向前推移,往往会向下跌落,跌入一个深渊。

这是否意味着当今所谓的"双相性"的流行,不仅仅是制药公司推销新诊断类别的产物?我们生活的时代,总是表面上尊重历史,实际上却不断地破坏我们与过往的纽带。在医疗经济体中，对人类生活的描述或多或少是缺席的，而症状则被视为需要就地治疗的问题，而非是更根本的层面出了问题的迹象。电休克治疗（ECT）被视为治疗躁郁症的基本疗法，供其他治疗参照。而它本质上是一种作用于人类记忆、抹去过往的方法。这真的只是一个意外吗？

这让我们回想起曾在一部电视纪录片中看到的关于躁郁症的悲惨遭遇。纪录片中的一位女士在第一个孩子出生后躁狂发作，之后她还想再要一个孩子，所以她去咨询了相关的"专家"。显然，她知道自己是有风险的，她担心严重的躁狂再次发作。虽然作为观众，我们没有参与这个讨论。这位"专家"告诉节目主持人，分娩作为躁狂的诱发事件具有的危险性，以及产后自杀的统计数据。之后，我们看到她离开了电视台大楼的场景，旁白配着她的声音：反复考虑相关的风险后，她决定不生孩子了。

我们并没有看到作为她躁狂诱因的事件。我们或许想知道，如果对这些诱因进行适当的探索，是否可以制定一个策略，让她在遇到诱发事件时避免躁狂再次发作。相反，她的生活似乎已经沦为一种统计学的范式，并且人所拥有的所有历史感和意义感都被从中抹去了。外部的数据在没有对话的前提下就告诉她有什么风险，但也许，通过数周至数个月的对话，可以勾勒出一幅更为真实的图景，使她能改变由冰冷的统计数据所决定的命运。

86

杰米森在医学院做躁郁症的演讲时，也出现过类似的反映这种令人不安的偏见的一幕。她询问观众："如果基因测试可以预测孩子会罹患躁郁症，你们会怎么做？"几乎所有的医学生、实习医生和医务人员都说他们会选择堕胎。正如艾米莉·马丁所指出的，这表明在躁郁症和人类生活之间实际上存在着某种不相容性。

我们不应该忘记，躁郁症在传统上曾被视为最有望随着时间推移而稳定和缓解的一种精神疾病。而今天，它几乎有了相反的声誉。这无疑与这样一个现实有关：人们已经不再为理解躁郁症的世界做出努力，转而采用那种显然是针对生物性疾病的方法，关注如何管理和控制。实际上，一直以来都有争议，认为药物时代前的方法可能有更好的康复率。而如今，一旦被诊断为躁郁症，几乎肯定会带来大量的药物治疗，而这在许多案例中导致了预后不良。这与早期的精神医学形成了鲜明、巨大的对比。

我们不应越来越仅仅沉迷于如何微调药物。我们需要将躁郁症患者的生活置于他们的背景中，去探索情绪高涨和低落的细节，并抵制生物学笼统的简单选择。必须将躁郁症仔细地与"双相谱系障碍"（bipolar spectrum disorders）这个模糊且无用的概念进行区分，并根据其标志性的"主旨"做出诊断，包括：思维的奔逸，一种特殊的、与世界的联结感，对过错的摇摆不定，以及对好与坏做二元区分。一个令人不安的事实是，即使有些临床医生希望采用这套方法进行工作，他们也没有足够的时间这样做。患者的既往历史和独特性被不断地冲淡，这也对躁郁症本身的处境产生影响。

我们不应该低估现今对双相的市场营销所拥有

的影响力。当对双相的引用成倍地增加，各种研究假定它是一个有效的诊断类别时，它就相当于有了一个不可改变的生物性实体。越来越多的人将自己视为双相患者，受一种"障碍"（disorder）[1]困扰，这种障碍有自己的一套外部分类规则。这样的一个结果就是，每一个个案都丧失了其特殊性。如我们在上述的案例中所看到的，一位女士"再要一个孩子"的想法没有得到专家的鼓励，仿佛所有的情况都是一样的。个体为他们曾经历的生活事件赋予的意义消失了，因为他们不再被视为个体，只是某种"疾患"的实例而已。

对当今时代的"科学"医疗而言，时间是最重要的必需品，而意义则被视为令人厌烦的干扰因素。因此，人们不再有机会去探索那些可能与当下的困

---

[1] 医学概念"障碍"大致指一些导致患者功能受损的临床情况，它们背后有可推测的因素，却没有可推测的（或不够显著的）疾病实体。与疾病（diseases）的诊断要求的病理、影像、实验室等客观实质性证据不同，障碍的诊断较大程度取决于个体的"外部的"诊断标准和功能评估。今天，大多数就诊于精神科的问题都属于"障碍"的范畴。

难相对应的往事。如果在躁郁症的心理结构中存在一条基本的断层线——个体无法甚至拒绝铭记自己过往的某些方面——那么社会对这个维度的忽视，

只会使得他们的问题更为严重。我们需要回到过去那种更为人道的方法中，去关注每一个躁郁症案例的特殊性，让每一位患者都有机会从他们的过往中尽可能地做出推测（虽然这个过程可能是缓慢而痛苦的），而对于无法做出推测的部分，则尝试帮助他们找到一种方法与之共存。

参考文献

(页码均为原书页码，对应正文中的边码)

pp. 1–2 Statistics, see C. Moreno et al., 'National trends in the outpatient diagnosis and treatment of bipolar disorder in youth', *Archives of General Psychiatry*, 64 (2007), pp. 1032–1039; Kathryn Burrows, 'What epidemic? The social construction of bipolar epidemics', *Advances in Medical Sociology*, 11 (2010), pp. 243–261; and David Healy, *Mania: A Short History of Bipolar Disorder* (Baltimore: Johns Hopkins, 2008). The question today, see Kathryn Burrows, 'What epidemic? ', op. cit., p. 250. On bipolar, the media and the markets, see Emily Martin, *Bipolar Expeditions: Mania and Depression in American Culture* (New Jersey: Princeton University Press, 2007). Turner, see Emily Martin, *Bipolar Expeditions*, op. cit., p. 208.

pp. 3–6 History, see Antoine Ritti, 'Traité clinique de la folie à double forme: Folie circulaire, délire à formes alternes' (Paris: Octave Doin, 1883); L. Linas, 'Manie',

Dictionnaire encylopédique des sciences médicales (Paris: Asselin, 1871), pp. 507–560; P. L. Couchoud, 'Histoire de la manie jusqu'à Kraepelin', *Revue des sciences psychologiques*, 1 (1913), pp. 149–173; German Berrios, 'Mood Disorders', in German Berrios and Roy Porter (eds), *A History of Clinical Psychiatry* (London: Athlone Press, 1995), pp. 384–408; Lisa Hermsen, *Manic Minds*: *Mania's Mad History and Its Neuro-Future* (New Brunswick: Rutgers University Press, 2011); and David Healy, *Mania*, op. cit. On marketing of diagnostic categories, see David Healy, *The Antidepressant Era* (Cambridge, Mass.: Harvard University Press, 1997) . A case study of marketing bipolar can be found in Andrew Lakoff, *Pharmaceutical Reason*: *Knowledge and Value in Global Psychiatry* (Cambridge: Cambridge University Press, 2005) . Drugs, see Joanna Moncrieff, *The Myth of the Chemical Cure* (London: Macmillan, 2009); and Des Spence, 'Bad Medicine: Bipolar 2 Disorder', *British Medical Journal*, 342 (2011), p. 2767. New brand, see Christopher Lane, 'Bipolar disorder and its biomythology: An interview with David Healy', *Psychology Today* (16 April 2009)

pp. 6–7 Jules Baillarger, 'Note sur un genre de folie dont les accès sont caractérisés par deux périodes régulières, l'une de dépression, l'autre d'excitation', *Bulletin de l'Académie Nationale de Médicine*, 19 (1853–1854), pp. 340–352; 'Réponse à Falret', ibid., pp. 401–415; and Jean-Pierre Falret, 'Mémoire sur la folie circulaire', ibid., pp. 382–400. On the Falret–Baillarger debate, see P. Pichot, 'The birth of bipolar disorder', *European Psychiatry*, 10 (1995), pp. 1–10. On the question of differential diagnosis, see Eugen Bleuler, 'Die Probleme der Schizoidie und der Syntonie', *Zeitschrift für die gesamte Neurologie und Psychiatrie*, 78 (1922), pp. 373–399; G. Halberstadt, 'Syndromes anormaux au cours de la psychose maniaco-dépressive', *Annales Médico-Psychologiques*, 88 (1930), pp. 117–142; and Darian Leader, 'On the Specificity of Manic-Depressive Psychosis', in Patricia Gherovici and Manya Steinkoler(eds), *The Method in Madness: Lacanian Approaches to Insanity* (forthcoming: London: Routledge, 2014) .

pp. 7–9 Jean-Étienne Esquirol, *Des maladies mentales considérées sous les rapports médical, hygiénique et médico-légal* (Paris: Baillière, 1838); Emil Kraepelin, *Psychiatrie: Ein Lehrbuch für Studierende und Aerzte*, 6th edn, (Leipzig: Barth, 1899) . Partial translation of 8th edn in Kraepelin, *Manic-Depressive Insanity and Paranoia* (Edinburgh: Livingstone, 1921) . See the collection of critiques in A. Rémond and P. Voivenel, 'Essai sur la valeur de la conception kraepelinienne de la manie et de la mélancolie', *Annales Médico-Psychologiques*, 12 (1910), pp. 353–379; and ibid. (1911), pp. 19–51.

pp. 9–10 Andy Behrman, *Electroboy: A Memoir of Mania* (New York: Random House, 2002), p. 261; Lizzie Simon, *Detour: My Bipolar Road Trip in 4- D* (New York: Simon & Schuster, 2002), p. 187.

p. 11 Parcel, see David Healy, *Mania*, op. cit., p. 239.

pp. 12–13 Andy Behrman, *Electroboy*, op. cit., pp. xiv and xxi; Terri Cheney, *Manic: A Memoir* (New York: Harper, 2008), p. 212; and Stephen Fry, Foreword to Jeremy Thomas and Tony Hughes, *You Don' t Have to be Famous to Have Manic Depression* (London: Michael Joseph, 2006), p. 7. Terri Cheney, *Manic*, op. cit., p. 146.

p. 15 Lizzie Simon, *Detour*, op. cit., p. 121. Brian Adams, *The Pits and the Pendulum: A Life with Bipolar Disorder* (London: Jessica Kingsley, 2003), p. 79.

p. 16 Calvin Dunn, *Losing My Mind: Chronicle of Bipolar Mania* (Philadelphia: Infinity, 2012), p. 81. Kay Redfield Jamison, *An Unquiet Mind: A Memoir of Moods and Madness* (New York: Knopf, 1995), pp. 42–43.

p. 18 Tie, see Ernest Jones, 'Psychoanalytic notes on a case of hypomania', *American Journal of Insanity*, 2 (1911), pp. 203–218.

pp. 19–20 Language and flight of ideas, see Ludwig. Binswanger, 'Sur la fuite des idées' (1932) (Paris: Millon, 2000); Hugo Liepmann, *Über Ideenflucht* (Halle: Marhold, 1904); Max Isserlin, 'Psychologische Untersuchungen an Manisch-Depressiven', *Monatsschrift für Psychiatrie und Neurologie*, 22 (1907), pp. 338–355, 419–442 and 509–522; Maria Lorenz and Stanley Cobb, 'Language behaviour in manic patients', *Archives of Neurology and Psychiatry*, 69 (1953), pp. 763–770; and Stanley Newman and Vera Mather, 'Analysis of spoken language of patients with affective disorders', *American Journal of Psychiatry*, 94 (1938), pp. 913–942. Norma Farnes, *Spike: An Intimate Memoir* (London: HarperCollins, 2004), p. 4.

p. 21 Patty Duke and Gloria Hochman, *A Brilliant Madness: Living with Manic-Depressive Illness* (New York: Bantam, 1992), p. 12; Lisa Hermsen, *Manic Minds*, op. cit., p. 94; and Terri Cheney, *The Dark Side of Innocence: Growing Up Bipolar* (New York: Atria, 2011), p. 170.

pp. 22–24 Andy Behrman, *Electroboy*, op. cit., p. 258. Leigh, see Alexander Walker, *Vivien: The Life of Vivien Leigh* (London: Weidenfeld, 1987), p. 372; and Hugo Vickers, *Vivien Leigh*(London: Hamish Hamilton, 1988) . Patty Duke and Gloria Hochman, *A Brilliant Madness*, op. cit., p.

163. Terri Cheney, *Manic*, op. cit., pp. 7 and 68.

pp. 25–26 Freud, *Jokes and Their Relation to the Unconscious* (1905), *Standard Edition*, vol. 8, pp. 9–238; *Humour*(1927), *Standard Edition*, vol. 21, pp. 161–166; and Isador Coriat, 'Humor and hypomania', *Psychiatric Quarterly*, 13 (1939), pp. 681–688. On the third party in jokes, see Jacques Lacan, *Les Formations de l' Inconscient* (1957–1958), ed. J.-A. Miller (Paris: Seuil, 1998).

pp. 27–28 Terri Cheney, *The Dark Side of Innocence*, op. cit. Kay Redfield Jamison, *An Unquiet Mind*, op. cit., pp. 11, 16 and 90–91.

p. 29 Andy Behrman, *Electroboy*, op. cit., p. 169. Emil Kraepelin, *Manic-Depressive Insanity and Paranoia*, op. cit., p. 57.

pp. 30–31 Wilhelm Griesinger, *Mental Pathology and Therapeutics*, 2nd edn (1861) (New York: Hafner, 1965), pp. 273–318. Henri Ey, 'Manie', *Études psychiatriques*, vol. 3 (Paris: Desclée de Brouwer, 1954), pp. 47–116; and 'Les Psychoses périodiques maniaco-dépressives', ibid., pp. 430–518. Stephen Fry, *The Fry Chronicles: An Autobiography* (London: Michael Joseph, 2010), p. 109. Lizzie Simon, *Detour*, op. cit., p. 108.

pp. 31–33 Emily Martin, *Bipolar Expeditions*, op. cit., p. 217. Katharine Graham, *Personal History* (New York:

Random House, 1997) . Jane Pauley, *Skywriting: A Life Out of the Blue* (New York: Random House, 2004), p. 9. TV producer, see Jeremy Thomas and Tony Hughes, *You Don' t Have to be Famous to Have Manic Depression*, op. cit., p. 142.

p. 34 Brian Adams, *The Pits and the Pendulum*, op. cit., pp. 61–62 and 76–77. Emily Martin, *Bipolar Expeditions*, op. cit., p. 206.

pp. 35–36 Mabel Blake Cohen et al., 'An intensive study of 12 cases of manic-depressive psychosis', *Psychiatry*, 17(1954), pp. 103–137; and Frieda Fromm-Reichmann, 'Intensive psychotherapy of manic-depressives', *Confinia Neurologica*, 9 (1949), pp. 158–165. Car taking off, James Hamilton, 'The critical effect of object loss in the development of episodic manic illness', *Journal of the American Academy of Psychoanalysis and Dynamic Psychiatry*, 34 (2006), pp. 333–348.

pp. 36–37 Andy Behrman, *Electroboy*, op. cit., pp. 6 and 261.

pp. 38–39 Mulheren, see Connie Bruck, 'The World of Business: No One Like Me', *New Yorker* (11 March 1991), pp. 40–68. Lizzie Simon, *Detour*, op. cit., p. 69. Kay Redfield Jamison, *An Unquiet Mind*, op. cit., pp. 76 and 83.

pp. 40–41 Stephen Fry, *The Fry Chronicles*, op. cit., p. 27;

and *The Liar* (London: William Heinemann, 1991), p. 167.

pp. 43–44 Kay Redfield Jamison, *An Unquiet Mind*, op. cit., pp. 12–13. Belief in good Other, see Edith Jacobson, 'Contribution to the metapsychology of cyclothymic depressions', in Phyllis Greenacre (ed.), *Affective Disorders* (New York: International Universities Press, 1953), pp. 49–83.

pp. 44–45 See Melanie Klein, 'A Contribution to the Psychogenesis of Manic-Depressive States' (1935), in *Contributions to Psycho-Analysis* (London: Hogarth, 1948), pp. 282–310; and 'Mourning and Its Relation to Manic-Depressive States' (1940), ibid., pp. 311–338. Edith Jacobson, 'Contribution', op. cit., p. 74. Terri Cheney, *The Dark Side of Innocence*, op. cit., p. 182. Eugen Bleuler, *Textbook of Psychiatry* (1916) (New York: Macmillan, 1924), p. 468.

pp. 45–47 Oak, see Norma Farnes, *Spike*, op. cit., pp. 76–77. Patty Duke and Gloria Hochman, *A Brilliant Madness*, op. cit., p. 103.

pp. 47–48 Freud, *Notes upon a Case of Obsessional Neurosis* (1909), *Standard Edition*, vol. 10, p. 190. Theodor Reik, *Listening with the Third Ear* (New York: Grove Press, 1948) . See the early comments on obsessional phenomena in manic-depression by K. Bonhoeffer, 'Über die Beziehungen der Zwangsvorstellungen zum Manisch-Depressiven Irresein', *Monatsschrift für Psychiatrie und Neurologie*, 33 (1913), pp. 354–358.

pp. 48–51 Stephen Fry, *The Fry Chronicles*, op. cit., pp. 7–20 and 28; and *Moab is My Washpot* (London: Hutchinson, 1997), p. 127.

pp. 51–52 Pausanias, *Descriptions of Greece*, 8.34.1. See also Cicero, *Tusculan Disputations*, 3.5.11. Abraham Brill, 'Unconscious insight: Some of its manifestations', *International Journal of Psychoanalysis*, 10 (1929), pp. 145–61.

pp. 52–56 Death, see John Thompson MacCurdy, *The Psychology of Emotion: Morbid and Normal* (London: Kegan Paul, 1925); and German Arce Ross, *Manie, mélancolie et facteurs blancs* (Paris: Beauchesne, 2009) . Terri Cheney, *Manic*, op. cit., p. 169; Patty Duke and Gloria Hochman, *A Brilliant Madness*, op. cit., p. 17; Leigh, see Alexander Walker, *Vivien*, op. cit. p. 181.

p. 57 Edward Glover, 'Medico-Psychological Aspects of Normality' (1932), in *On the Early Development of Mind: Collected Papers of Edward Glover* (London: Imago, 1956), p. 239.

pp. 58–60 Andy Behrman, *Electroboy*, op. cit., p. xix. Kay

Redfield Jamison, *An Unquiet Mind*, op. cit., p. 74; Edith Jacobson, 'Contribution', op. cit., p. 74; Patty Duke and Gloria Hoch man, *A Brilliant Madness*, op. cit., p. 113.

pp. 61–62 Wilhelm Griesinger, *Mental Pathology and Therapeutics*, op. cit., p. 281.

p. 62 Loss was indeed linked more frequently to mania in ancient literature than to depression: see Peter Toohey, 'Love, Lovesickness, and Melancholia', *Illinois Classical Studies*, 17 (1992), pp. 265–286.

pp. 62–64 Patty Duke and Gloria Hochman, *A Brilliant Madness*, op. cit., p. 17; and Melanie Klein, 'Mourning and Its Relation to Manic-Depressive States', op. cit. World as breast, see Bertram Lewin, *The Psychoanalysis of Elation* (London: Hogarth, 1951); and Panel, Midwinter Meetings (1950), *Bulletin of the American Psychoanalytic Association*, 7 (1951), pp. 229–276.

p. 64 Terri Cheney, *Manic*, op. cit., pp. 20 and 160.

p. 67 Frieda Fromm-Reichmann, 'Intensive psychotherapy', op. cit., p. 161; and Kay Redfield Jamison, *An Unquiet Mind*, op. cit., p. 118. See also Kay Redfield Jamison and Frederick Goodwin, *Manic-Depressive Illness: Bipolar Disorders and Recurrent Depression* (Oxford: Oxford University Press, 1990)

pp. 68–70 Patty Duke and Gloria Hochman, *A Brilliant*

Madness, op. cit., p. 204. Paranoid trends, see Sándor Radó, 'Psychodynamics of depression', *Psychosomatic Medicine*, 13 (1951), pp. 51–55.

pp. 70–72 Cleaning, see Alexander Walker, *Vivien*, op. cit., pp. 266 and 307; Andy Behrman, *Electroboy*, op. cit., pp. 217–218; and Brian Adams, *The Pits and the Pendulum*, op. cit., p. 127.

p. 72 Psychoanalysis, see the discussion in Freud, *Mourning and Melancholia* (1917), *Standard Edition*, vol. 14, pp. 237–258. On the early analytic approaches, see Jules Masserman, 'Psychodynamisms in manic-depressive psychoses', *Psychoanalytic Review*, 28 (1941), pp. 466–478; and Joseph Blalock, 'Psychology of the manic phase of manic-depressive psychoses', *Psychiatric Quarterly*, 10 (1936), pp. 262–344. Andy Behrman, *Electroboy*, op. cit., p. xx.

pp. 72–73 Kay Redfield Jamison, *An Unquiet Mind*, op. cit., pp. 38 and 45.

p. 73 Spike Milligan, 'Manic Depression', quoted in Norma Farnes, *Spike*, op. cit., p. 80.

pp. 74–75 Patty Duke and Gloria Hochman, *A Brilliant Madness*, op. cit., p. 198. See Alexander Walker, *Vivien*, op. cit., p. 31.

pp. 76–78 Jane Pauley, *Skywriting*, op. cit., p. 4; Kay

Redfield Jamison, *An Unquiet Mind*, op. cit., p. 182; Emil Kraepelin, *Manic-Depressive Insanity and Paranoia*, op. cit., p. 54; and Terri Cheney, *Manic*, op. cit., p. 184. Ibid., p. 188; and *The Dark Side of Innocence*, op. cit., p. 69.

p. 79 Darian Leader, 'The Depressive Position for Klein and Lacan', in *Freud's Footnotes* (London: Faber, 2000), pp. 189–236.

pp. 79–80 Sullivan, see Mabel Blake Cohen et al., 'An intensive study', op. cit.; and Patrick Mullahy, *Psychoanalysis and Interpersonal Psychiatry* (New York: Science House, 1970), p. 638.

pp. 80–81 Non-meaning of precipitating factors, see George Winokur et al., *Manic Depressive Illness* (Saint Louis: Mosby, 1969). Anniversary symptoms, see Darian Leader and David Corfield, *Why Do People Get Ill?* (London: Hamish Hamilton, 2007), pp. 83–93. Paul Schilder, 'Vorstudien zu einer Psychologie der Manie', *Zeitschrift für die gesamte Neurologie und Psychiatrie*, 68 (1921), pp. 90–135.

pp. 82–84 Patty Duke and Kenneth Turan, *Call Me Anna* (New York: Bantam, 1987), pp. 23 and 30. Jane Pauley, *Skywriting*, op. cit., pp. 24 and 237–238.

p. 86 Emily Martin, *Bipolar Expeditions*, op. cit., p. 12

致 谢

首先感谢我亲爱的患者们，你们在我写这本书的过程中一直指导、纠正和鼓励我。一些关于躁郁症的自传和研究也很鼓舞人心，我从布莱恩·亚当斯、安迪·贝尔曼、特丽·切尼、斯蒂芬·弗雷、戴维·海利、凯·杰米森、艾米莉·马丁和丽兹·西蒙的作品中学到了很多东西。我非常感谢为这本书做出贡献的朋友和同事：乔希·阿皮尼亚内西、克洛伊·阿里吉斯、德沃拉·鲍姆、茱莉娅·卡恩、露易丝·克拉克、萨拉·克莱门特、文森特·达希、西蒙·芬奇、阿斯特丽德·格塞特、阿努什卡·格罗斯、哈尼夫·库雷西、雷娜塔·莎莉塞、威尔·萨金特、克里斯托·汤布拉斯和杰伊·瓦特。帕特·布莱克特和索菲·帕坦在研究方面的内容给了我无价的帮助，安娜·凯利、安娜·里德利和萨拉·科沃德在出版过程中也给了

155

我无价的帮助。西蒙·普罗瑟一如既往地是一位慷慨而富于同情心的编辑。威利代理公司的特蕾西·博安是一位出色的经纪人。玛丽·霍洛克是一位特别的、提供支持的读者。感谢你们的帮助。